DE LA

SENSIBILITÉ RÉCURRENTE

DANS LA MAIN

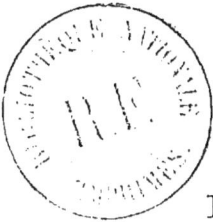 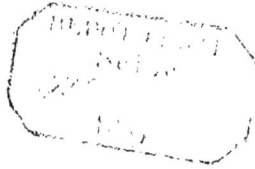

PAR

Henri FILHOL,

Docteur en Médecine de la Faculté de Paris,
Licencié ès-sciences naturelles,
Interne des hôpitaux de Paris,
Elève de l'Ecole pratique des Hautes-Etudes.

PARIS

A. PARENT, IMPRIMEUR DE LA FACULTÉ DE MÉDECINE

Rue Monsieur-le-Prince, 31.

1873

DE LA

SENSIBILITÉ RÉCURRENTE

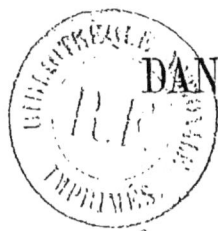

DANS LA MAIN

INTRODUCTION.

Les différentes parties de notre organisme sont mises en
rapport par l'intermédiaire des nerfs avec les centres nerveux. Ces cordons de communication remplissent un double
rôle ; les uns apportent aux centres les impressions périphériques et déterminent leur réaction, tandis que les autres
portent aux muscles l'excitation motrice qui est le produit
de cette réaction. Un fait bien admis en physiologie, est celui qui a rapport à l'inertie dans laquelle se trouve placé un
organe lorsque l'on vient à briser le lien qui le rattache aux
centres nerveux.

Si l'on coupe un nerf mixte, si l'on rompt par conséquent
les communications qu'il établit entre les centres et les
portions de l'organisme dans lesquelles il se distribue, ces
dernières sont paralysées, tant au point de vue du mouvement qu'au point de vue de la sensibilité. En irritant le bout
central du nerf, on produit de la douleur ; si l'excitation
porte sur le tronçon périphérique, il était admis jusque dans
ces dernières années qu'il restait absolument insensible.

En 1867, M. Richet, dans ses cliniques de la Pitié, consacra une de ses leçons à l'étude d'une malade qu'il avait eu l'occasion d'observer quelque temps auparavant, dans son service à l'Hôtel-Dieu.

Il s'agissait d'une section du nerf médian au niveau du poignet, qui ne fut pas suivie de la perte de la sensibilité dans la paume de la main. La sensibilité était également conservée à la face palmaire du pouce, de l'indicateur, du médius et le long du bord externe de l'annulaire. D'autre part, si l'on venait à toucher le bout périphérique du nerf coupé, on déterminait immédiatement de la douleur. La conservation de la sensibilité dans des parties qui se trouvaient ainsi isolées des centres nerveux par la section d'un nerf mixte, et la sensibilité de son tronçon inférieur constituaient le premier fait de ce genre qui eût été observé. M. Richet discuta longuement cette observation et déclara qu'une étude attentive des plaies de l'avant-bras ferait connaître dans l'avenir des faits semblables à celui qu'il annonçait dans son enseignement.

Cette opinion était basée sur la saine interprétation du phénomène qu'il avait été appelé à noter le premier, et l'explication qu'en donnait alors le savant professeur de la Faculté de Paris, le conduisait à douter de la valeur scientifique d'observations relatives à la section du même nerf, observations qui semblaient en contradiction formelle avec la sienne. Celle-ci a été publiée en partie en 1867 dans la *Gazette des Hôpitaux* et dans *l'Union Médicale*. Elle est fort incomplète, mais, grâce aux notes que M. Richet a bien voulu me communiquer, il m'a été permis de la rétablir en entier.

En 1868, Bœckel de Strasbourg publia dans la *Gazette des Hôpitaux* une observation relative à une plaie de l'avant-bras avec section de l'artère radiale et du nerf médian. Immédiatement après l'accident, Bœckel s'assura que les doigts n'avaient pas perdu toute sensibilité.

En 1868, M. Letiévant ayant pratiqué à l'avant-bras la section du nerf médian pour un tétanos survenu à la suite d'une plaie contuse de la main vit que la sensibilité de la main et des doigts n'était pas éteinte dès les premières heures de l'opération.

MM. Arloing et Tripier cherchèrent par des expériences sur des animaux la confirmation de ces faits étranges, et en 1869, ils publièrent dans les *Archives de Physiologie normale et pathologique* le résultat de leurs observations remarquables qui vinrent à l'appui de la théorie émise en 1867 par M. Richet, sur la sensibilité recurrente dans la paume de la main.

Pendant l'année que j'ai passé comme interne en 1872 dans le service de clinique chirurgicale, dirigé à l'Hôtel-Dieu par M. Richet, j'ai eu l'occasion d'être témoin d'un fait semblable à ceux que je viens de rappeler. Il était relatif également à un cas de section du nerf médian avec conservation de la sensibilité et peut-être de la motilité dans les parties périphériques.

J'ai pensé qu'en rapprochant ces cas, en les réunissant à ceux relatifs au médian, au radial, au cubital qui se trouvent rapportés dans les divers ouvrages qui traitent des sections nerveuses, on pouvait trouver les matériaux nécessaires pour la publication d'un travail intéressant sur la sensibilité dans la main. J'aurais pu rapporter un plus grand nombre d'observations que je ne l'ai fait, mais il m'a paru inutile de multiplier à l'infini les exemples. J'ai pris seulement ceux qui étaient très-nets et qui présentaient une valeur scientifique indiscutable par les soins que leurs auteurs avaient apporté à les recueillir.

CHAPITRE PREMIER.

Dans l'étude que j'entreprends, j'aurai à considérer successivement les divers faits immédiats ou consécutifs aux sections produites au niveau de l'avant-bras sur les nerfs qui fournissent à la main ses rameaux moteurs et sensitifs. J'étudierai donc tour à tour les lésions du médian, du radial et du cubital, tandis que je grouperai dans un dernier chapitre les observations relatives à leurs lésions communes.

Chaque nerf, pris à part, peut présenter au point de vue des phénomènes qui sont consécutifs à sa section des faits fort divers.

Tout d'abord, le bout inférieur, complètement séparé des centres nerveux reste sensitif; la sensibilité n'est point abolie dans les parties au niveau desquelles ce tronçon inférieur envoie ses derniers rameaux.

Un second groupe de faits est relatif aux cas dans lesquels la sensibilité n'existe plus dans l'intérieur de la main au niveau des parties correspondantes aux ramifications terminales des nerfs divisés, mais où elle apparaît peu de temps après la suture des deux bouts qui jusqu'alors étaient restés éloignés.

Un troisième groupe doit renfermer les observations relatives aux cas dans lesquels la sensibilité et la motricité ont persisté immédiatement après la section du nerf, n'ont jamais cessé d'exister et se sont au contraire peu à peu perfectionnés après une courte période d'affaiblissement qui s'est montrée durant les premiers jours qui ont suivi l'accident. Et pourtant, dans ces cas, lorsque l'on a eu l'occasion d'examiner après la mort du malade l'état dans lequel se trouvaient les deux extrémités nerveuses, on a pu constater qu'elles étaient distinctes et nullement réunies par un tissu de cicatrice.

NERF MÉDIAN.

Avant d'aborder l'étude de ce nerf, je rappellerai rapidement d'après la description qu'en ont donnée nos anatomistes, ses rapports et sa distribution à l'avant-bras et à la main. Certains faits relatifs à ses anastomoses et aux branches qu'il fournit dans l'intérieur de la main ont été par trop négligés et c'est à des connaissances anatomiques incomplètes que l'on doit de s'être pendant longtemps rendu un compte fort inexact de la manière dont s'effectuaient la motricité et la sensibilité dans les régions auxquelles ce nerf seul nous paraissait destiné.

Placé à l'articulation du coude, entre le muscle brachial antérieur en bas et l'expansion aponévrotique du biceps en haut, le médian traverse les arcades aponévrotiques du rond pronateur et du fléchisseur superficiel. Il se place ensuite entre ce dernier muscle et le fléchisseur profond, et occupe l'espace celluleux qui existe entre ce muscle et le fléchisseur propre du pouce.

Dans les trois quarts de son trajet à la portion supérieure de l'avant-bras, il est accolé à la face profonde du fléchisseur superficiel, dans le quart inférieur, il se dégage et se place entre les tendons du grand et du petit palmaire. Une artère de petit calibre l'accompagne, c'est l'artère du nerf médian.

Dans son parcours, il fournit des rameaux à tous les muscles de la région antérieure de l'avant-bras, moins le cubital antérieur et la moitié interne du fléchisseur profond qui sont animés par le cubital.

« Chez certains sujets, dit M. Hirschfeld (1), une des

(1) Traité et Iconographie du système nerveux et des organes des sens de l'homme, 1866, p. 269.

branches du nerf médian descend obliquement en dedans, en longeant la partie supérieure de l'artère cubitale pour s'anastomoser avec le nerf radial. » J'aurai à revenir sur cette disposition importante au point de vue des phénomènes que j'ai à analyser.

Au quart inférieur de l'avant-bras le médian donne naissance à la branche cutanée palmaire qui, née au-dessus du ligament annulaire antérieur du carpe, s'accole d'abord au nerf médian et, après avoir traversé l'aponévrose anti-brachiale, se distribue à la peau de la paume de la main par un de ses rameaux et par l'autre à la peau de l'éminence thénar.

Au delà du ligament annulaire du carpe qu'il franchit avec le fléchisseur superficiel et le fléchisseur profond enveloppé par une synoviale qui lui est commune avec ces deux muscles, il s'élargit et donne naissance à ses branches terminales. La première constitue la brauche musculaire de l'éminence thénar. Elle fournit des rameaux à tous les muscles de cette région et les pénètre par leur face profonde.

La deuxième forme la collatérale du pouce.

La troisième fournit un rameau à l'adducteur du pouce et constitue la collatérale interne.

La quatrième branche qui est la collatérale externe de l'index anime le premier lombrical.

La cinquième donne les branches collatérales interne de l'index et externe du médius. Elle fournit un rameau au deuxième lombrical.

La sixième fournit les branches collatérales, interne du médius et externe de l'annulaire, et s'anastomose avec le nerf cubital. Le médian et le cubital se réunissent donc à la paume de la main et constituent une porte d'arcade palmaire comparable à l'arcade palmaire superficielle qui est placée au-dessus d'elle.

Telle est la distribution anatomique du nerf médian, elle nous fait voir que ce nerf ne fournit durant son trajet à l'avant-bras qu'une seule branche, la cutanée palmaire qui par sa position superficielle ne peut échapper aux causes de traumatisme qui atteignent son tronc d'origine. Par conséquent, en sectionnant ce nerf à deux ou trois centimètres au-dessus du ligament annulaire du carpe, l'on devrait noter une perte absolue de la sensibilité dans les parties auxquelles il fournit des rameaux. Cela n'a pas eu lieu dans le cas dont je rapporte plus loin les observations. D'ailleurs, à supposer qu'elle n'eût point été atteinte dans le traumatisme, il resterait à expliquer comment dans certains cas le bout périphérique du nerf médian est sensible.

La branche qu'abandonne le médian au cubital signalé par M. Hirschfeld est beaucoup plus importante à noter, il se pourrait qu'une grande partie des phénomènes de sensibilité et de motricité de la main fussent expliquée par la présence de ce rameau nerveux dont l'existence paraît assez fréquente.

Mais c'est surtout au point de vue des anastomoses qui se font à la main entre le médian d'une part, et le radial et le cubital d'une autre, que la disposition de ce nerf est des plus intéressantes à étudier. L'anastomose de la branche externe de l'annulaire avec le rameau collatéral interne du même doigt fourni par le cubital est la seule anastomose entre ces deux nerfs qui soit signalée par les auteurs. Aussi, je rappellerai celle si remarquable décrite par M. Arloing et Tripier, entre le médian et le cubital.

« Nous ne signalerons ici, disent ces savants physiologistes dans leur remarquable travail sur la sensibilité des téguments et des nerfs, que la disposition de l'anastomose accolée à l'arcade palmaire superficielle, anastomose que nous n'avons trouvée décrite nulle part, telle que le scalpel nous a permis de l'isoler.

« Dans son édition de 1845, M. Cruveilhier, à propos du nerf médian, dit seulement que la sixième branche reçoit constamment un filet anastomotique du cubital, et plus loin, pour le cubital, que la branche qu'il envoie au médian va constituer le collatéral externe palmaire du petit doigt et le collatéral interne palmaire de l'annulaire.

« M. Hirschfeld se contente de signaler que le sixième tronc du médian reçoit une anastomose du cubital. « Les nerfs médian et cubital, réunis à la paume de la main par la branche anastomotique forment une espèce d'arcade palmaire superficielle. » Dans son atlas, il figure un filet nerveux s'étendant directement du cubital au médian, en passant sous l'arcade artérielle.

« Voici maintenant la disposition que nous avons trouvée cinq fois, en disséquant les nerfs de la main.

« La branche palmaire du cubital, située d'abord au dessous et un peu en dedans de l'artère cubitale, abandonnait un filet qui passait à la surface de l'arcade palmaire superficielle et s'anastomosait avec une branche partie du sixième tronc du nerf médian. De cette véritable arcade nerveuse se détachaient quatre rameaux qui s'accolaient aux artères métacarpiennes. Les rameaux enfin laissaient échapper des filets très-déliés, qui, après avoir traversé la couche adipeuse et l'aponévrose palmaire, se terminaient dans la peau de la paume de la main.

Il y a donc une grande différence entre cette anastomose, telle que nous venons de l'indiquer et celle que l'on trouve décrite et figurée dans les ouvrages classiques d'anatomie. »

Par conséquent, il existe non-seulement dans la paume de la main entre le médian et le cubital des anastomoses à l'extrémité des doigts, mais de même qu'on note normalement une arcade palmaire superficielle artérielle, par suite de l'anastomose de la radiale et de la cubitale, on doit dans bien des cas signaler la présence d'une arcade nerveuse que l'on pourrait appeler arcade nerveuse palmaire superficielle. Il y aurait donc au point de vue des connexions nerveuses dans la paume de la main quelque chose d'analogue aux connexions artérielles qui y sont si remarquables. Mais ces dernières n'assurent pas seulement la circulation de l'extrémité du membre supérieur par des anastomoses à la face palmaire entre la radiale et la cubitale, mais elles l'assurent également par des branches anastomotiques avec les artères qui fournissent à la face dorsale de la main. N'y aurait-il pas, au point de vue des anastomoses nerveuses, quelque chose de semblable? N'existerait-il pas entre les branches nerveuses de la paume de la main et les branches nerveuses de la face dorsale des échanges de tubes nerveux? Ne trouverions-nous pas là, en un mot, quelque disposition anatomique qui nous montrerait que la nature a été aussi prudente dans la distribution des éléments nerveux qu'elle l'a été dans celle des éléments vasculaires? Cette disposition existe et a été signalée depuis longtemps par M. Robin qui a parlé des anastomoses du médian avec le radial. D'autre part, nous savons qu'à la face dorsale de la main, le radial s'anastomose par sa branche collatérale externe du médius avec la branche collatérale interne du même doigt. Donc, au point de vue anatomique, tout semble être assuré pour maintenir dans la main la conservation des fonctions, pour procéder à leur suppléance en quelque sorte, dans le cas où l'un des troncs nerveux principaux viendrait à être brisé, et où une portion de l'organisme se trouverait ainsi privée de toute communication avec les centres.

Voilà les résultats auxquels nous conduit l'examen anatomique que je viens de présenter. Mais un dernier point nous reste à examiner, c'est celui qui est relatif au degré suivant lequel les divers troncs nerveux sont susceptibles de se suppléer mutuellement. Le peuvent-ils tous avec un égal pouvoir? Et dans quelle étendue leur puissance peut-elle s'étendre. Telles sont les deux questions dont il nous reste à demander la solution à la physiologie expérimentale.

En 1869, MM. Arloing et Tripier publièrent leurs recherches sur la sensibilité et la motricité des téguments et des nerfs. Leurs travaux étaient relatifs à l'innervation de l'extrémité du membre supérieur. Leurs résultats vinrent confirmer les faits pathologiques qu'on avait eu l'occasion d'observer chez l'homme. Je rappellerai brièvement les conclusions auxquelles arrivèrent ces savants expérimentateurs.

Les sections portèrent alternativement sur le médian, le cubital, ou le radial ou sur plusieurs de ces nerfs à la fois. Un premier fait se dégage de leurs observations, c'est que si l'on vient à faire des sections nerveuses sur les chiens, au-dessus du coude, on n'observe aucun fait de sensibilité récurrente dans le segment inférieur du membre.

Dans un premier groupe d'expériences faites sur le nerf médian, ils coupent le nerf collatéral palmaire externe de l'index, laissent reposer l'animal pendant quelques minutes, puis irritent le bout périphérique. Ils notent une sensibilité très-accusée.

Ils pratiquent alors l'une après l'autre la section du nerf cubital à la face interne du bras et du radial à la face externe de la même région. Vingt minutes après, on irrite le bout périphérique du collatéral de l'index. On développe encore de la sensibilité. Si l'on coupe le nerf médian et que l'on irrite au bout de quelques minutes le nerf collatéral de l'index, la sensibilité a cette fois complètement disparu.

Ainsi donc, le bout périphérique d'une branche collatérale des doigts émanée du médian est sensible, et cette sensibilité subsiste lorsque cette branche nerveuse est la seule communication qui ait persisté entre ce rameau et les centres nerveux. Des tubes nerveux appartenant au nerf médian remontent donc de la périphérie vers les centres dans des branches terminales appartenant au même nerf. Il resterait à démontrer jusqu'à quel point a lieu cette récurrence. MM. Arloing et Tripier n'ont pas tenté d'expérience dans ce sens-là, et, je ne crois pas qu'il en ait été fait depuis la publication de leur mémoire.

Dans un second groupe d'expériences, ils ont cherché à savoir si la transmission se faisait d'un tronc sur un autre tronc, et ils sont arrivés à conclure que le bout périphérique d'un nerf est sensible chez le chat et le chien, pourvu qu'il subsiste *un seul tronc nerveux intact dans la patte.* Ces expériences démontrent donc de la manière la plus nette que des impressions sensitives peuvent gagner les centres nerveux en suivant des troncs voisins et non pas seulement comme on le pensait jusqu'alors, le tronc qui paraissait fournir à lui seul les rameaux terminaux.

Sur un chien, MM. Arloing et Tripier ont coupé le nerf collatéral palmaire interne de l'index, puis le tronc du médian au-dessus du coude. Après quelques minutes d'attente en excitant le bout périphérique du nerf collatéral, ils l'ont trouvé doué d'une sensibilité très-manifeste. Ils ont coupé alors le radial sur la face externe du bras, puis au bout d'un quart d'heure, ils ont irrité le bout périphérique du nerf dans la plaie du doigt et ont constaté une sensibilité très-nette. On fit alors la section du nerf cubital au-dessus du coude, on attendit vingt minutes ; puis le bout périphérique du nerf collatéral fut irrité, mais cette fois il ne se produisit aucune douleur.

Dans leur treizième expérience, MM. Arloing et Tripier coupèrent la branche comprise entre le premier et le deuxième métacarpien et le bout périphérique irrité, l'animal accusa une vive douleur. Le radial fut alors coupé à sa sortie de la gouttière de torsion de l'humérus, et l'on ne trouva plus la moindre sensibilité au niveau du bout périphérique de la branche métacarpienne. Pour faire disparaître toute chance d'erreur, on sectionna une deuxième branche du radial, celle comprise entre l'index et le médius, et dans ce cas, la sensibilité ne se montra pas davantage que précédemment.

Au point de vue de ses sections, le nerf cubital présenta les mêmes phénomènes que le nerf radial.

Dans une dernière expérience, MM. Arloing et Tripier coupent successivement trois nerfs collatéraux sur les doigts d'un chien ; sur tous les points de ce doigt ils notent de la sensibilité, ils sectionnent le quatrième tronc collatéral et ils peuvent dès lors tordre, briser le doigt de l'animal sans développer la moindre douleur.

Donc, chez le chat et surtout le chien qui par la distribution des nerfs dans le dernier segment du membre supérieur offrent de grandes analogies avec l'homme, il existe des phénomènes très-nets de sensibilité récurrente et de sensibilité suppléée. Examinons maintenant ce que l'on a pu observer sur l'homme dans des cas de section nerveuse et voyons si les faits que l'on a noté sont d'accord avec ceux qui nous sont révélés par la physiologie expérimentale.

Section du nerf médian. — Un premier groupe de faits est celui qui est constitué par les cas dans lesquels après la section du nerf médian on a noté immédiatement la conservation de la sensibilité au niveau du bout périphérique du nerf, en même temps que sa conservation dans les parties où cette branche envoie ses rameaux terminaux. Deux observations seulement se rapportent à ces cas de conservation de la sensibilité périphérique, l'un est celui dont M. Richet a parlé dans ses cliniques de 1867, l'autre est celui dont j'ai été témoin dans son service l'année dernière, et dont j'ai recueilli tous les détails avec soin. Je les rapporte par ordre de date.

Obs. I. — Union médicale, 1867, t. IV, p. 270.

Au n° 13 de la salle Saint-Maurice, service de M. Richet, à l'Hôtel-Dieu, est couchée une femme de 24 ans, entrée le 23 octobre pour une plaie de l'avant-bras, présentant un intérêt exceptionnel, tant à cause de sa rareté que des lésions plus ou moins profondes des organes importants de cette région.

Le 23, à onze heures du matin, cette femme a fait une chute dans laquelle l'avant-bras a porté par sa face antérieure sur le bord tranchant de quelques feuilles de cuivre à cartouches verticalement placées. Un pansement simple a été fait par un pharmacien. Elle fut transportée à l'Hôtel-Dieu, et le bout inférieur de l'artère radiale divisée fut lié par un interne.

Le 24, à huit heures du matin, c'est-à-dire vingt-deux heures après l'accident, M. Richet procède à l'examen de la plaie, nous laissons de côté deux éraillures de la peau voisines de la plaie principale, pour ne nous occuper que de celle-ci. Située sur la face antérieure de l'avant-bras, à 6 centimètres environ au-dessus de l'articulation radio-carpienne, mesurant transversalement une étendue de 6 centimètres environ, la plaie est déchiquetée sur ses bords, et, au premier aspect, elle paraît n'intéresser que la peau; mais un examen plus approfondi permet de constater de plus graves désordres. Au-dessous des caillots sanguins, M. Richet aperçoit sur la lèvre inférieure de la solution de continuité plusieurs bouts de tendons. Tous les tendons de la couche la plus superficielle des muscles de l'avant-bras, grand palmaire, petit palmaire et cubital antérieur sont divisés. Les faisceaux tendineux du fléchisseur superficiel, qui forment une deuxième couche dans cette région, sont incomplètement divisés sur leur bord interne, ordinairement en rapport en ce point avec le nerf médian qui passe de la face profonde du fléchisseur superficiel sur le bord externe du même muscle.

L'artère radiale est complètement divisée, *il en est de même du nerf médian*, les deux bouts du nerf présentent, au fond de la plaie, une certaine analogie avec des tendons; mais M. Richet, qui est en même temps chirurgien et très-savant anatomiste, fait remarquer qu'il s'écoule de cette extrémité nerveuse un petit filet sanguin continu, fourni par l'artère du nerf médian qui s'anastomose à la paume de la main avec les branches collatérales de la cubitale. De plus, on est certain d'avoir affaire au nerf médian, dont le bout supérieur n'est point rétracté, tandis que les extrémités correspondantes des tendons, avec lesquelles on aurait pu le confondre, ont subi un raccourcissement de 4 centimètres environ. Enfin on résèque 1 millimètre environ du bout inférieur du nerf qu'on examine ensuite au microscope.

M. Blum, interne du service, a fait constater la présence de tubes nerveux par son collègue M. Prévost, déjà bien connu pour ses recherches sur le ramollissement du cerveau et son habitude du microscope.

On a prétendu que le nerf médian n'était pas divisé dans sa totalité. C'est une erreur, nous l'avons vu, M. Richet l'affirme et tous les élèves en ont été témoins.

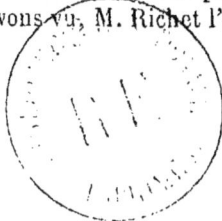

Du reste, en voici une nouvelle preuve : l'extrémité nerveuse du bout périphérique était située sur le même plan que les extrémités coupées des tendons sur le bord inférieur de la plaie. Le bout central du nerf était perdu au milieu d'un magma sanguin, d'où il n'a été extrait qu'avec difficulté.

On a dit aussi que la blessure n'avait porté que sur un filet du médian. A ceci nous répondrons qu'il suffit d'avoir les notions d'anatomie d'un élève de première année pour ne pas s'y méprendre, car au niveau de la plaie le nerf médian forme un tronc unique ; les filets qu'il fournit aux muscles de l'avant-bras naissent plus haut, et ceux qu'il fournit à la main prennent naissance au-dessous du carpe. Est-il utile de dire que le filet palmaire cutané était divisé ? Quel a été notre étonnement lorsque nous avons vu la section de ce filet naïvement mise en doute par la *Gazette des hôpitaux!*

M. Richet, pour éviter une hémorragie consécutive, fait la ligature du bout supérieur de l'artère. Il affronte en même temps les deux bouts du nerf médian au moyen d'un point de suture.

Les deux extrémités divisées du tendon du grand palmaire sont réunies par deux points de suture. L'avant-bras fléchi est placé sur un coussin et la main est maintenue dans la flexion forcée au moyen de bandelettes de sparadrap. M. Richet s'est contenté de réunir les deux extrémités du grand palmaire, qui doit assurer à la main son mouvement de flexion. Les autres tendons n'ont pas été réunis, afin d'éviter la présence d'un trop grand nombre de fils à ligature dans la plaie. Du reste, ils ont une importance bien moindre que celle du grand palmaire. »

Je viens de rapporter l'observation telle qu'elle a été publiée dans l'*Union médicale* de 1867. Elle est, ainsi que je le disais au début de ce travail, fort incomplète et les motifs qui conduisaient M. Richet à admettre, pour expliquer les phénomènes dont il était témoin, la sensibilité récurrente, y sont à peine indiqués. M. Richet a bien voulu me communiquer les notes qu'il avait sur cette malade, et je puis, grâce à elle, combler les lacunes de cette publication.

Comme dans le cas observé l'année dernière à l'Hôtel-Dieu, il existait une section complète du grand et du petit palmaire, des tendons du fléchisseur superficiel, et une section incomplète du profond. D'autre part, le nerf médian

était divisé en totalité, ainsi que l'artère radiale qui n'a
point été lésée dans le dernier cas. Malgré la section du
nerf, la sensibilité était conservée dans la paume de la
main et à la face palmaire des doigts. Cette conservation de
la sensibilité qui n'avait pas subi la moindre altération, fit
immédiatement douter de la section du nerf et l'on pensa
qu'il existait quelque languette nerveuse en réunissant profondément les deux bouts. A côté de cette conservation absolue du tact, on notait une paralysie absolue de l'éminence
thénar, les mouvements d'adduction seuls pouvaient s'exécuter, il n'y avait pas le moindre mouvement d'opposition.
Cette perte du mouvement, d'une part, cette conservation
de la sensibilité, de l'autre, constituaient un ensemble de
faits fort singulier. Contrairement aussi à ce que l'on observe
lorsque l'on a coupé un nerf, le bout périphérique était sensible et d'une sensibilité telle que le plus léger contact arrachait des cris à la malade. Dans un des examens, ce bout
du nerf fut ramené au dehors à travers les lèvres de la plaie
et tous les élèves qui étaient présents purent constater qu'il
était complètement séparé de l'extrémité centrale. Le fond
de la plaie, examiné avec soin, ne fit découvrir aucun tronc
nerveux provenant d'une division anormale du nerf médian
à l'avant-bras ayant échappé à la section qui aurait divisé
son tronc d'origine au-dessous de son point d'émergence.
D'ailleurs, cette branche eût-elle existé, comment expliquer
la sensibilité du bout inférieur du nerf?

M. Duchenne (de Boulogne) examina avec soin à la main
l'action excito-motrice et constata qu'elle était abolie : Il
fallait donc en prendre son parti et admettre que, malgré la
section du médian, les parties auxquelles il se distribuait
étaient sensibles et que son bout inférieur l'était également.

Ce dernier présentait une surface de section déchiquetée,
inégale, qui détermina M. Richet à en pratiquer la régulari-
sation. Ce furent les petites parcelles nerveuses enlevées qui

servirent à l'examen microscopique dont il est parlé dans l'article de l'*Union médicale*.

La suture des deux bouts du nerf fut faite avec un fil de soie traversant le névrilème.

Trois heures après cette opération, comme le rapporte la *Gazette des hôpitaux*, M. Richet fit examiner la malade par MM. Pajot, Denonvilliers, Michel, de Strasbourg, qui notèrent la conservation de la sensibilité sur les points où se distribue le médian. On procédait ainsi à l'examen de la sensibilité. La main du chirurgien était placée derrière celle de la malade afin d'empêcher, en la soutenant ainsi, l'ébranlement des doigts, tandis qu'on touchait leur face palmaire avec une flèche de papier ou des bourdonnets de charpie. La paume de la main, le médian et l'annulaire avaient toute leur sensibilité, tandis que les dernières phalanges de l'indicateur la présentaient affaiblie, obtuse. Les températures n'étaient pas toujours reconnues avec sûreté.

Obs. 11. — Section des muscles, grand palmaire, petit palmaire, cubital antérieur, fléchisseur superficiel des doigts et du nerf médian. (Service de M. Richet 1872.) (Observation personnelle.)

Louise D..., âgée de 34 ans, est entrée à l'Hôtel-Dieu, dans le service de M. Richet, salle Saint-Charles, n° 13, le 19 avril 1872.

A la visite du 20 avril, cette femme raconte que la veille au soir, en nettoyant sa fenêtre, elle a fait une chute et passé son bras au travers d'un des carreaux. Une hémorrhagie survenue immédiatement aurait, d'après son récit, amené une syncope. Un pansement fait en ville avec des rondelles d'amadou et l'application d'une bande étroitement serrée sur le membre ont suffi pour arrêter cette perte de sang.

L'appareil levé, l'examen du membre blessé révèle ce qui suit :

A la partie inférieure de l'avant-bras droit et siégeant à 1 centimètre au-dessus de l'articulation radio-carpienne, existe une blessure profonde, s'étendant presque sur toute la largeur du membre. En écartant les lèvres de la plaie, on constate immédiatement la section des tendons du grand et du petit palmaire. En même temps on découvre que la blessure, qui paraissait extérieurement occuper toute la largeur de l'avant-bras, est beaucoup moins considérable qu'il n'était permis de le supposer. La section des tissus profonds ne correspond pas en étendue à la section de la peau. Aussi la partie interne et la partie externe de l'avant-bras sont-elles intactes. Les artères radiales et cubitales n'ont point été atteintes et l'hémorrhagie qui a eu lieu lors de l'accident a été purement veineuse. Son mode d'origine permet dès lors d'expliquer la facilité avec laquelle on a pu s'en rendre maître.

Le muscle cubital antérieur est sectionné de même que les muscles du grand et petit palmaire.

L'examen de la partie moyenne de la plaie fait en allant du bord radial vers le bord cubital, permet de reconnaître une saillie blanchâtre, douloureuse au toucher, qui est la portion inférieure du nerf médian complètement divisé. En touchant légèrement cette saillie, la malade accuse instantanément de la douleur; si on la saisit avec une pince, elle pousse des cris que lui arrache une affreuse souffrance. Il n'y a pourtant pas de doute possible, la section est complète, le tronçon inférieur du nerf a été dans cet examen amené au dehors au travers des lèvres de la plaie et il n'existe pas la plus petite languette de tissu nerveux qui le rattache à son extrémité centrale. Malgré cette solution de continuité du nerf, nous venons de voir que son bout périphérique était sensible et nous notons en même temps que les parties auxquelles il se distribue ont conservé leurs propriétés sensitives.

Si l'on vient à toucher la face palmaire du pouce, de l'indicateur, du médius, ou la face interne de l'annulaire légèrement, sans causer le moindre ébranlement, après avoir couvert avec le plus grand soin les yeux de la malade, elle accuse immédiatement la sensation du tact. Si on fait pénétrer légèrement une épingle dans les tissus, elle retire brusquement la main. Ces observations ont été faites avec toutes les précautions possibles, on s'est attaché, en essayant la sensibilité, à ne pas causer, ainsi que je l'indiquais plus haut, le moindre ébranlement qui eût pu être perçu par le nerf radial à la face dorsale de la main. C'est d'ailleurs après avoir sûrement fermé les yeux de cette malade que l'on a procédé à l'examen de la sensibilité du bout périphérique du nerf dans la plaie. Si on saisissait un des tendons coupés du grand palmaire, du petit palmaire, du cubital antérieur ou du fléchisseur superficiel, elle ne se plaignait pas, mais pour peu qu'on vînt à frôler l'extrémité inférieure du nerf médian, ce contact lui arrachait des cris de douleur.

Au point de vue des actions calorifiques, on note qu'elles sont parfaitement intactes; les sensations de chaud, de froid sont perçues avec une excessive netteté.

En étudiant la motricité, on observe que les muscles de l'éminence thénar ne paraissent pas paralysés et que les mouvements d'opposition du pouce s'exécutent comme s'il n'y avait pas de lésion du nerf qui les anime. Ces mouvements d'opposition doivent être considérés avec réserve, car les mouvements d'adduction du pouce qui s'exécutent sous l'influence du nerf cubital peuvent être portés assez loin pour donner lieu à une méprise.

A la partie moyenne de la plaie, on trouve indépendamment du bout inférieur du nerf médian une saillie blanchâtre, affaissée, indolente si on vient à la toucher; elle correspond au bout inférieur du tendon du fléchisseur superficiel dont la division est complète. En saisissant cette extrémité avec une pince, on détermine un mouvement de flexion des doigts.

Au-dessous de ce tendon, l'on aperçoit ceux du fléchisseur profond et du fléchisseur propre du pouce qui ne sont point sectionnés, ils n'ont été que légèrement atteints.

Si l'on examine la plaie vers sa partie supérieure, on retrouve les portions correspondantes des muscles coupés, seulement elles ont été entraînées assez haut par la rétraction et il est impossible d'apercevoir le bout supérieur du nerf médian qui a suivi leur mouvement d'ascension.

D'autre part, la plaie présente la particularité propre à toutes les plaies de l'avant-bras, d'offrir une lèvre inférieure plus saillante que la lèvre supérieure, phénomène dû principalement à l'arrêt de la circulation lymphatique.

Tel est l'aspect que présente cette blessure le lendemain de l'accident.

Les jours suivants, la position des lèvres de la plaie s'accentue de plus en plus, la lèvre supérieure est plus déprimée, tandis que l'inférieure est plus saillante.

Tous les jours, l'examen relatif à la sensibilité et à la motricité est repris à la visite du matin avec le même soin que le premier jour et l'on note toujours les mêmes phénomènes.

L'état général de la malade ayant, dès le surlendemain de son entrée à l'hôpital, été modifié par de la fièvre qui avait brusquement apparu et amené une légère augmentation de température atteignant comme maximum 37°8, ce ne fut que le 2 mai que la suture de la plaie fut pratiquée. Ces accidents de réaction avaient été accompagnés de céphalalgie violente, de nausées qui firent redouter l'apparition d'un érysipèle.

Opération. Au moment où elle a lieu aucun changement n'est survenu, la sensibilité et la motricité s'accusent par des phénomènes qui ne le cèdent en rien comme netteté à ceux que l'on a notés le premier jour.

Quelques difficultés qui avaient été prévues à l'avance se présentent durant le cours de l'opération. En effet, s'il était facile, d'après la disposition qu'offrait la lèvre inférieure de la plaie qui était comme retroussée à l'extérieur, de saisir l'extrémité inférieure du nerf médian, il ne devait pas en être de même de son bout central qui avait suivi la rétraction des muscles qui l'entouraient. Les bords de la blessure fortement écartés, il ne fut pas possible de le découvrir et dès lors il fut nécessaire d'aller à sa recherche par une incision partant de la partie moyenne de la lèvre supérieure et s'élevant directement en haut sur une étendue de 6 millimètres. Malgré cette incision, il ne fut pas possible tout d'abord de découvrir le nerf. Il était masqué sur une étendue de 1 centimètre et demi environ à partir du point où il avait été coupé par un un tissu blanchâtre, mou, de nouvelle formation qui le couvrait complétement. Aussi ce fut par le toucher et non par la vue qu'on put s'assurer pendant une période de l'opération que l'on avait bien affaire à lui. Une fois isolé, ainsi que le bout périphérique, ils furent rapprochés l'un de l'autre et mis dans un contact absolu au moyen d'une suture faite avec une aiguille courbe d'une finesse excessive dans laquelle était enfilé un fil de soie. Une anse ainsi passée fut fixée par un nœud. Un seul point de suture fut fait, puis on pratiqua par le même procédé la suture du grand palmaire et du cubital antérieur. Les fils avaient été ramenés au dehors, placés dans un angle de la plaie et maintenus par une bandelette de sparadrap.

Les bords de la blessure étaient réunis par deux points de suture ; l'opération terminée, elle fut suivie de l'application d'un pansement simple. La main était fléchie sur l'avant-bras et ce dernier sur le bras de manière à rapprocher au moyen de la position autant que cela pouvait se faire les lèvres de la plaie.

3 mai. La malade éprouve à la levée du pansement et au moindre mouvement de violentes douleurs dans l'avant-bras et dans la main. Le pouls est à 90. La langue est sèche. Il existe de l'amertume de la bouche et des envies de vomir.

Le 3, soir, 5 heures. Vers les trois heures de l'après-midi, des vomissements se sont déclarés. Il n'y a pas eu de frissons. L'aspect de la plaie est bon. Pouls à 194.

Le 4. A la visite du matin, les vomissement persistent. La fièvre persiste. Pouls à 96. Ces accidents, vu l'état de la plaie qui est excellent, sont attribués aux inhalations du chloroforme qui auront déterminé des accidents tardifs. On continue la glace et l'eau de Seltz en boisson qui avaient été prescrits la veille au soir.

Le 5. Amelioration dans l'état général. Le pouls est à 75. Les vomissements ont cessé. Les sensations de froid, du chaud, du toucher, qui semblaient un peu affaiblies pendant les deux jours qui précèdent redeviennent très-manifestes dans les doigts et dans la paume de la main. La température est reconnue avec la plus grande netteté au niveau des divers points qui sont sous la dépendance du nerf médian.

La plaie paraissant légèrement enflammée, des compresses imbibées d'eau de guimauve laudanisée sont continuellement appliquées. La glace à l'intérieur est suspendue.

Le 6. Les accidents inflammatoires qui semblaient devoir se montrer ont disparu. Il n'existe plus de rougeur des bords de la plaie. La langue est bonne. Il n'y a plus de fièvre.

Le 7. Amélioration de plus en plus sensible comme état local. Les bords de la plaie paraissent réunis. Au point de vue des phénomènes relatifs à la sensibilité et à la motricité, il ne s'est produit aucun changement; les mouvements s'exécutent aujourd'hui, et le tact a une grande finesse.

Le 8. Les points de suture de la plaie sont enlevés. Ses bords restent adhérents. Pansement avec la glycérine.

Du 8 au 25. Rien d'important à signaler, si ce n'est, le 14 mai, la chute des fils qui réunissaient les deux bouts du grand palmaire. Le 17, a lieu celle des fils du cubital antérieur.

Le 26. La plaie est complètement réunie. Vers ses angles internes et externes existent des bourgeons charnus qui sont cautérisés avec du nitrate d'argent. Le fil qui réunit les deux extrémités du nerf n'est point encore tombé.

10 juin. La malade demande à sortir. La flexion des doigts détermine encore quelques douleurs. La main reste, en n'exerçant aucune pression ni dans un sens ni dans l'autre, dans un état de demi-flexion sur l'avant-bras. La sensibilité de la paume de la main et des doigts est aussi parfaite que le lendemain de l'accident. Le fil qui réunissait les deux bouts du nerf médian n'est pas encore tombé.

A quelle époque a eu lieu la chute du fil et quels ont été les phénomènes consécutifs à la plaie nerveuse, voilà les deux points très-importants qu'il restait à connaître, mais malgré toutes nos recherches, nous n'avons jamais pu retrouver la malade.

Le fait remarquable qui se dégage tout d'abord de l'étude de ces deux observations est celui de la sensibilité anormale du bout périphérique d'un nerf rachidien. A quoi peut être due cette sensibilité ?

Lorsque Magendie entreprit ses magnifiques travaux sur la structure des racines des nerfs rachidiens, il remarqua que lorsque l'on pinçait la racine antérieure intacte, on déterminait de la douleur. Vers 1839, Longet entreprit des recherches pour tâcher de trouver l'explication de ce phénomène et pensa que la sensibilité n'était pas inhérente aux racines antérieures, mais leur était communiquée par les racines postérieures.

Peu de temps après, Magendie communiqua, à l'Académie des sciences, un travail dans lequel il arrivait aux mêmes conclusions que Longet. Comme lui, il avait dans ses expériences sectionné tout d'abord la racine postérieure, puis ensuite la racine antérieure sans développer la moindre douleur. Mais l'expérience la plus remarquable dont il rendait compte était celle dans laquelle, après avoir coupé la racine antérieure, la racine postérieure étant intacte, il constatait la sensibilité du bout périphérique, tandis que le bout central irrité était insensible. C'était le fait absolument opposé à celui que l'on observait lorsque l'on faisait une expérience semblable sur une racine postérieure, dont le bout périphérique après la section était insensible, tandis que son but central continuait de le demeurer.

En 1847, Magendie et M. Cl. Bernard vinrent confirmer ces faits. Ils avaient été niés durant cet intervalle de temps par Longet qui n'avait pu arriver à les produire dans une longue série d'expériences. Magendie et M. Cl. Bernard, en se plaçant dans de bonnes conditions, en laissant reposer l'animal après l'ouverture du canal vertébral, assistèrent aux manifestations de ce que l'un d'eux appela *la sensibilité récurrente*. En effet, il était bien évident que c'était à des tubes nerveux émanés de la racine postérieure et rebroussant chemin pour pénétrer dans l'intérieur des racines antérieures, que l'on devait de rencontrer de la sensibilité dans le bout périphérique de ces dernières lorsqu'on les coupait. Quant à ce qui est du point, au niveau duquel s'effectue cette récurrence, il est indéterminé. Magendie, dans une de ses expériences, a montré qu'en sectionnant le tronc du nerf à quelques lignes au-dessous du ganglion, le retour des fibres ne se fait pas au niveau du ganglion, car, s'il y avait lieu, la section ne les atteignant pas, elle laisserait subsister la sensibilité récurrente. Mais, d'autre part, Schiff a étudié ce retour des fibres nerveuses vers la moelle par la méthode Walleriène, et a vu que la section de la racine postérieure un peu au delà du ganglion est suivie de la dégénérescence de quelques tubes nerveux dans la racine antérieure, ce qui montre que pour certaines d'entre elles, la récurrence ne se fait pas à partir du ganglion.

MM. Vulpian et Philipeaux, dans leur travail sur la régénération autogénique des nerfs, ont cité des faits du même genre relatifs à l'hypoglose. M. Vulpian a constaté des résultats tout à fait semblables en ce qui concerne le nerf facial. Le bout périphérique de ces nerfs sectionnés, reste sensible et toujours MM. Vulpian et Philipeaux, dix ou quinze jours après leur section, ont observé un petit nombre de fibres nerveuses tout à fait saines au milieu de fibres altérées du bout périphérique et les fibres saines, disent ces savants observateurs, étaient évidemment, du moins en partie, des fibres sensitives récurrentes, car le pincement du bout inférieur du nerf détermine de la douleur.

La sensibilité conservée après la section d'un des rameaux nerveux dans son tronçon inférieur à la paume de la main, devait conduire, d'après les faits que je viens d'exposer, à admettre une disposition semblable dans le point de terminaison des nerfs du bras à celle que les expériences avaient fait connaître pour les racines antérieures des nerfs, pour l'hypoglose, pour les filets terminaux du nerf facial. Aussi, lorsque M. Richet traita de cette question dans ses cliniques de la Pitié, n'hésita-t-il pas à déclarer que l'on était en présence d'un nouveau fait de sensibilité récurrente. Cette opinion fut confirmée par les expériences de MM. Arloing et Tripier, dont j'ai parlé plus haut, expériences qui sont devenues indiscutables par l'application qui leur a été faite

depuis l'examen des tubes nerveux par la méthode de Wal-
ler.

Il résulte donc, de ces deux premières observations, qu'il
existe chez l'homme, dans l'intérieur du nerf médian au
niveau du poignet, des fibres récurrentes sensitives qui apportent aux centres nerveux les impressions. D'où pro-
viennent ces fibres nerveuses récurrentes, à quel niveau
abandonnent-elles leur direction périphérique pour revenir
vers les centres ?

Au point de vue de l'origine de ces fibres, les expériences
de MM. Arloing et Tripier sont très-significatives ; elles
peuvent provenir du nerf médian lui-même, ou bien elles
peuvent provenir d'un tronc nerveux voisin.

A quel endroit se fait la récurrence? Je crois qu'elle a lieu
dans certains cas en deux points différents, et qu'un de ces
points est toujours fixe.

Chez les sujets où l'on observe à la paume de la main
l'anastomose si remarquable du nerf cubital avec le nerf
médian qui constitue l'arcade palmaire nerveuse superficielle dont j'ai parlé en traitant de l'anatomie du médian, il
est probable qu'un certain nombre de ces fibres nerveuses,
au lieu de se diriger vers la périphérie, remontent vers les
portions supérieures du nerf, aux éléments duquel elles
viennent s'accoler. Mais cette disposition, dans les rapports
du cubital avec le médian, paraissant peu fréquente et la
sensibilité récurrente paraissant devoir devenir, à la paume
de la main, un fait général depuis que l'attention est dirigée
de ce côté, nous devons rechercher une autre explication.

Elle nous est fournie par la disposition qu'affectent entre
eux les différents nerfs périphériques au niveau de leur
point de terminaison.

La question si intéressante du mode de terminaison des
nerfs n'a eu sa solution probable que depuis des publica-
tions relativement récentes, car ce n'est pas au delà de
1830 qu'il faut remonter pour trouver des travaux ayant, à

ce sujet, une valeur réelle, En effet, il était bien difficile, il était même impossible aux anciens observateurs de se faire une idée nette de la structure d'un nerf avec les instruments aussi imparfaits que ceux qui étaient à leur disposition. Des éléments aussi délicats que des tubes nerveux ne pouvaient être suivis qu'avec des instruments d'une grande perfection et à l'heure actuelle les notions que nous possédons sur leurs rapports. leur mode d'agencement, sont d'une précision telle que nous pouvons en déduire des conclusions indiscutables,

Tout nerf rachidien renferme trois ordres de fibres : des fibres sensitives, des fibres motrices et des fibres de la vie organique provenant du grand sympathique. Les fibres motrices et sensitives des nerfs mixtes restent unies entre elles jusqu'à la périphérie, là elles se séparent, les premières vont se distribuer aux divers organes et surtout à la peau, les secondes se rendent aux muscles. Quant aux fibres de la vie organique elles se jettent sur les vaisseaux, les glandes et les muscles lisses.

Comment se terminent ces différents tubes nerveux ? Cette question si importante au point de vue des diverses hypothèses qni ont été émises sur l'action nerveuse, a donné lieu à de nombreux travaux.

Parties des centres, les fibres nerveuses se portent vers la périphérie, s'accolent les unes aux autres, ne présentent jamais d'interruption et se mêlent en certains points pour former les plexus. Les fibres nerveuses motrices et sensitives conservent, dans ce groupement, leur indépendance absolue, elles ne perdent jamais leur identité. Seulement, arrivées à une certaine partie de leur parcours, elles se divisent et leurs divisions sont plus ou moins multipliées. A mesure que le tronc nerveux se ramifie, la structure de l'enveloppe subit des modifications et lorsque les ramificasont devenues très-nombreuses, elles se mêlent et constituent de nouveaux plexus qui sont les plexus terminaux.

Dans leur intérieur, on rencontre souvent des divisions de tubes nerveux dont les branches forment de véritables réseaux. Ce serait là pour Jacubowisch un des modes de terminaison des nerfs sensitifs et il admet en même temps, qu'un certain nombre de fibres motrices viendraient se jeter dans ces plexus terminaux. Cette disposition de ces derniers éléments nerveux est très-importante à considérer dans l'étude des motilités suppléés dont l'histoire se trouve tracée d'une manière si remarquable dans le travail de M. Letiévant.

Lionnel S. Beale admet également que ces réseaux constituent le mode de terminaison périphérique des nerfs sensitifs.

M. Vulpian a rappelé dans ses leçons les travaux de cet anatomiste (1) :

« Ainsi, dit-il, d'après M. Beale les nerfs se termineraient en réseaux, et, de plus chaque fibre nerveuse émanée d'une cellule centrale y reviendrait probablement, après avoir fait partie d'un réseau périphérique, de telle sorte qu'il y aurait, en définitive, de véritables circuits nerveux du centre à la périphérie. »

Mais, comme le dit avec une grande justesse M. Vulpian quelques lignes plus bas, sur quels arguments peut-on s'appuyer pour prouver que les fibres qui constituent les réseaux périphériques forment avec les cellules du centre un circuit complet. Jamais on n'a invoqué de raison réellement sérieuse pour montrer que les réseaux périphériques étaient indubitablement des réseaux terminaux. « A toutes ces questions, dit le savant professeur de l'École de médecine, l'on est surpris de ne pouvoir faire une réponse sérieuse. Pour laisser de côté tout ce qui ne touche pas directement à notre sujet, nous nous en tenons aux réseaux nerveux, et nous nous

_____

(1) Vulpian. Leçons sur la physiologie générale et comparée du système nerveux, 1866, p. 162.

demandons comment on peut, sans hésitation, admettre que
les nerfs s'y terminent, c'est du reste ce que l'on pouvait se
demander aussi à propos de ces prétendues terminaisons en
anses. Quoi! c'est parce que l'on voit des fibres revenir sur
leur pas, entrer dans la composition des faisceaux qui limi-
tent les mailles, que l'on supposera qu'elles se terminent de
cette façon! Mais qui a jamais pu suivre une seule de ces
fibres assez loin pour être sûr qu'elle n'a pas ailleurs une
extrémité périphérique. »

Cette opinion du trajet récurrent de certaines fibres
nerveuses, émanées des réseaux et allant se terminer dans
des points éloignés de leur lieu de départ, me paraît devoir
être adoptée sans conteste. S'il existe à l'extrémité du membre supérieur des réseaux dans l'intérieur desquels viennent
en certains points se mêler des éléments nerveux émanés
de troncs voisins et s'il existe, à partir de ces réseaux, des
fibres récurrentes, ne remontant pas jusqu'à la moelle, mais
se terminant en chemin, quoi de plus facile que de s'expliquer le maintien de la sensibilité et de la motricité après
la section de l'un de ces deux nerfs. Le nerf radial, le nerf
médian, le nerf cubital échangent entre eux des tubes nerveux qui vont se rendre aux parties sensitives ou motrices
qu'anime d'une manière plus spéciale chacun de ces nerfs.

Par conséquent, nous voyons que la sensibilité est assurée dans la paume de la main de deux manières différentes.
D'une part, par des fibres, en prenant le médian pour exemple, qui remontent dans l'intérieur de l'une des branches de
ce dernier nerf et arrivent jusqu'à un point qui nous est
encore inconnu, mais qui ne dépasse pas probablement
l'avant-bras et, d'autre part, par des fibres suivant un trajet
semblable, mais provenant du cubital ou du radial. En un mot,
un nerf de la main se fournit à lui-même des fibres récurrentes et en emprunte aux troncs nerveux qui l'avoisinent.
C'est la première de ces dispositions qui me fait repousser,
comme inexacte, la dénomination de sensibilité suppléée,

proposée par M. Letiévant, pour qualifier ces phénomènes et adopter celle de sensibilité récurrente.

Je passe maintenant à l'étude des cas dans lesquels la sensibilité n'a pas été observée au niveau du bout périphérique coupé, mais où elle l'a été immédiatement après l'accident dans les parties au niveau desquelles se distribuent les rameaux palmaires du médian. Je n'ai trouvé dans les différents auteurs que deux faits relatifs à ce genre d'observations, l'un est de 1868 et appartient à Bœckel, de Strasbourg, et l'autre date de 1867, a été vu par M. Letiévant. Je les rapporte tous les deux.

Obs. III. — Section du médian au bras. (Letiévant) (Extrait).

Le 22 décembre 1867, je pratiquai la section du nerf médian, au tiers supérieur du bras, pour un tétanos survenu à l'occasion d'une plaie contuse de la main. Le malade guérit.

Voici au point de vue physiologico-pathologique quelles furent les conséquences de cette section, soit au lieu même de l'opération, soit vers la région dans laquelle se distribue ce nerf.

Sept heures après l'opération, la sensibilité est considérablement émoussée à la peau de la face palmaire de l'index, du médius de la deuxième phalange du pouce. La sensation si délicate des barbes d'une plume n'est pas perçue dans ces régions.

A la première phalange du pouce sur laquelle existe une plaie encore vive, au niveau de l'éminence thénar, à la partie voisine du creux de la main, à la face dorsale des deux dernières phalanges de l'index et de la moitié du médius, la tige est sentie d'une manière confuse. Dans les autres points de la main et des doigts la sensation est très-nettement appréciée.

Si au lieu d'une tige très-molle, j'emploie une pointe rigide d'épingle ou de flèche de papier, je reconnais que leur frottement, même léger, est partout perçu, si ce n'est à l'extrémité de l'index sur laquelle la contusion a été plus forte qu'ailleurs.

Je cherche à mesurer la sensibilité du tact avec les deux pointes d'un compas. Quel que soit l'écartement des parties, le malade n'a pas la notion de leur dualité. Il n'éprouve que des sensations vagues, comme lorsque j'opère avec une simple épingle.

Un corps légèrement froid ou chaud mis en contact avec la peau des mêmes parties n'éveille aucune sensation de température. Ces expériences répétées par contraste sur les parties voisines de la main et sur les points similaires de la main droite, démontrent parfaitement la différence de perception des sensations entre les régions malades et les régions saines.

Dans cette même séance, je constate sur le malade l'existence des mouvements suivants :

La main peut se fléchir sur l'avant-bras; le pouce accuse des mouvements d'abduction, d'extension, surtout celui d'adduction, peut-être un semblant d'opposition; l'index ne peut se fléchir; cependant on y observe, dans l'effort de flexion, un mouvement presque imperceptible et difficile à interpréter. Le médius se fléchit légèrement, mais paraît comme entraîné par l'annulaire qui se meut à peu près normalement. Le petit doigt, retenu en crochet par une ancienne ankylose de sa jointure phalango-phalangienne, reste dans ses conditions de motilité habituelle.

Pour l'ordre des phénomènes organiques, je me bornerai à constater, à ce moment, une température augmentée sur les régions malades. Le thermomètre y accusait 36°50, tandis que la température de la main saine n'était que de 35°.

Le sphygmographe donnait un tracé à élévations moins marquées que du côté opposé.

Les jours suivants, toutes les expériences précédentes donnèrent constamment les mêmes résultats. Ils s'accentuaient de plus en plus à mesure que l'on s'éloignait du jour de l'opération.

Un mois plus tard, la région sur laquelle la sensibilité était émoussée pouvait si facilement être précisée que je l'indiquai en traçant une ligne circonscrivant toutes les parties innervées par le médian.

A cette même époque, l'altération de la motilité était aussi très-évidente.

L'opposition du pouce était fort imparfaite et pouvait être contestée comme opposition. L'adduction y est très-énergique; l'abduction, la flexion légères et incomplètes; l'extension à peu près normale. Je fus étonné un instant de l'existence d'un mouvement de flexion de la deuxième phalange sur la première. Pour le produire, le malade était obligé de tenir en extension forcée le premier métacarpien et la première phalange du pouce.

L'index avait conservé tous ses mouvements en apparence. La flexion se produisait dans toutes ses jointures. Puissante à la première phalange, où elle s'accompagnait d'un gonflement énergique de son interosseux dans la paume de la main, elle était dans la phalangine et la phalangette extrêmement faible ; le plus léger effort suffisait pour la détruire ; elle s'y accomplissait seulement lorsque le malade renversait fortement en arrière le métacarpien et la phalange correspondante.

Le médius avait tous ses mouvements. La flexion s'y opérait dans toutes ses jointures, plus faible, il est vrai, que celle de l'annulaire qui paraissait avoir conservé complètement la faculté de se mouvoir.

A cette date, la main se dépouillait de son épiderme. L'index gauche avait une chaleur moins élevée que celle de l'index droit. Le malade y accusait une sensation de froid et le maintenait enveloppé de laine. Son ongle était recourbé en avant sur une phalangette inclinée dans le même sens, déviation qui résultait de l'élimination tardive d'un petit séquestre consécutif à la blessure. Une cicatrice sur le dos de l'articulation de la dernière phalange indiquait la voie suivie par ce dernier. Une autre cicatrice, en avant et au même niveau, était une des traces de la plaie des premiers jours.

Sur toute la face antérieure du pouce existait un ruban de tissu cicatriciel, irrégulier, large de 5 millimètres ; il se bifurquait à la racine du doigt pour se prolonger, d'un côté, suivant le bord externe de la tête du premier métacarpien ; de l'autre, dans le repli interdigital du pouce et de l'index. »

Neuf mois après, M. Leliévant eut l'occasion d'examiner son |malade qui remplissait les fonctions de domestique, conduisant, pansant les chevaux, accomplissant des travaux pénibles et cela sans la moindre gêne, de manière, dit le savant chirurgien de Lyon, que c'était à faire croire que le médian s'était régénéré.

« Cependant, dit-il, une exploration attentive eut bientôt fait justice d'une pareille illusion.

Je retrouvai, en effet, ce malade dans des conditions à peu près semblables à celles qu'il présentait à sa sortie de l'Hôtel-Dieu.

La sensibilité restait émoussée dans les mêmes régions, avec les mêmes limites. Je fis le dessin de sa main et j'en ombrai les parties anesthésiées avec des tons plus ou moins foncés, selon que la sensibilité y était plus ou moins marquée. Mes ombres et mes demi-ombres étaient semblables à celles du dessin que j'en avais fait au moins de janvier dernier.

Les deux pointes du compas, écartées de 5, 6, 7 centimètres, ne donnaient nulle part une double sensation, si ce n'est à la région du pouce, où à 7 centimètres d'écart elles étaient vaguement distinguées.

Ni la chaleur douce, ni le froid d'un objet en métal ou en marbre n'étaient appréciés. Un corps d'une température fort élevée occasionnait une douleur plus vive que dans la main saine, la plaie ne produisait pas la sensation de froid, mais enraidissait l'organe.

Les muscles court abducteur et opposant du pouce ne se contractaient pas; ils avaient disparu par atrophie et à leur place se remarquait une dépression caractéristique. Il en était de même des fléchisseurs propres du pouce, superficiel des doigts et profond de l'index, de même des deux palmaires. Tous avaient subi l'atrophie, ce que traduisait fidèlement un aplatissement marqué au lieu d'un relief, à la partie supérieure de l'avant-bras.

Il était difficile d'apprécier l'état du rond pronateur; mais l'atrophie du carré pronateur s'accusait par un aplatissement très-visible du membre au niveau de ce muscle.

Le creux de la main était plus étendu, ce qui devait dépendre d'une atrophie de deux lombricaux.

Malgré ces altérations musculaires multiples, il n'en restait pas moins dans la main et les doigts la plupart des mouvements ordinaires. Le pouce légèrement incliné vers l'index venait à la rencontre du médius pour saisir les objets plus gros; mais ce n'était pas là une parfaite opposition. Il s'écartait en dehors, moins cependant que du côté opposé. Il s'étendait vivement, se renversait en arrière, se fléchissait, fléchissait même sa phalangette comme je l'avais observé neuf mois auparavant.

L'index se comportait comme à cette époque éloignée. Il pouvait, de plus, se replier dans la paume de la main, quand ses deux phalanges étaient entraînées dans ce mouvement par le médius; ce dernier, ayant recouvré presque toute sa puissance, accomplissait cette manœuvre avec dextérité. Aussi le malade pouvait fermer la main et la tenir assez vigoureusement serrée. C'était surtout par ses trois derniers doigts qu'il embrassait solidement le manche des outils dont il avait coutume de se servir.

Les mouvements de flexion et de pronation de la main étaient conservés; dans la flexion, les deux palmaires restaient complètement inertes; leurs tendons ne produisaient pas le plus léger soulèvement du doigt qui les explorait.

La vie organique s'accomplissait dans cette partie à peu près comme dans le reste de la main. L'épiderme n'en différait pas. Les ongles de tous les doigts étaient devenus rosés, bien conformés; depuis un mois seulement, leurs extrémités irrégulières, derniers vestiges de l'ancienne blessure, étaient définitivement tombées.

L'augmentation de chaleur de la partie malade était appréciable au toucher à la fin de mon exploration. Sa vascularisation paraissait accrue aussi. Ce double phénomène se produisait, au dire de l'opéré, à chaque exercice un peu forcé de la main. Par contre, celle-ci au repos était très-impressionnable au froid.

La sécrétion de la sueur ne s'accomplissait plus dans la région innervée par le médian.

En visitant au bras le lieu de l'opération, je retrouvai, sous la cicatrice, le noyau presque effacé et confondu par ses extrémités avec le médian. Ni ce noyau, ni la partie du nerf correspondant à la moitié inférieure du bras, n'étaient comme autrefois sensibles à la pression. Celle-ci pouvait aller jusqu'à la violence sans engendrer ces sensations qui jadis retentissaient vers les doigts. La pression au-dessus donnait lieu à une sensation de douleur contusive se dirigeant vers l'aisselle. Il fallait descendre un peu au-dessous du coude pour trouver le premier point où la pression du nerf déterminait un fourmillement pénible dans les trois premiers doigts. Ce phénomène se reproduisait aussi, quoique avec moins de force, par la pression du nerf dans toute la longueur de l'avant-bras. A la main, ce fourmillement des trois doigts naissait sous l'influence d'une singulière pratique : il suffisait pour l'obtenir d'exercer sur la région thénar un frottement analogue à celui qui provoque la sensation du chatouillement. »

Ainsi, à cette époque, Joseph Gaillard restait avec les mêmes troubles fonctionnels de la main, qu'il avait offert dès les premiers temps de son opération et qui dénotaient la persistance de l'interruption du médian. Mais ces troubles étaient compatibles avec l'accomplissement facile de tous les actes de la vie.

Obs. IV. — Bœckel, de Strasbourg. (Extrait de la Gazette des Hôpitaux de 1868.)

Dans l'observation de Bœckel, il s'agit d'un enfant de 5 ans et demi qui se fit, en tombant sur un tranchet, à un centimètre au-dessus du poignet droit, sur la face palmaire de l'avant-bras, une plaie large et profonde. Elle s'étendait depuis le bord externe du radius jusqu'au tendon du cubital antérieur.

L'écartement des deux lèvres est au moins de deux centimètres. Après avoir débarrassé la plaie des caillots qui l'obstruent, on découvre, sans peine les deux bouts de l'artère radiale divisée ; on les lie. Puis on constate la section complète du nerf médian, ainsi que des tendons du grand palmaire, des fléchisseurs du pouce, sublime et profond des deuxième, troisième et quatrième doigts.

Filhol.   3

Bœckel s'assure immédiatement après l'accident que les doigts n'ont pas perdu toute sensibilité et que le bout central du médian est sensible.

Ni le nerf médian, ni les tendons profonds ne furent réunis. Il réunit seulement les extrémités des fléchisseurs superficiels par des points de suture dont la chute s'opéra le deuxième jour. Les doigts et le poignet furent maintenus dans le flexion forcée durant trois semaines.

Deux mois après la blessure, on constate que la main et les doigts ont repris tous leurs mouvements, sauf l'index, dont la phalangette ne se fléchit qu'à un faible degré, et le pouce dont la phalangette ne s'étend pas encore entièrement. L'enfant qui sait écrire, le peut tout aussi bien qu'avant l'accident.

Sous le rapport de la sensibilité on constate qu'elle est normale sur toute la face palmaire de la main et des doigts, à l'exception de l'index où elle est obtuse. Partout ailleurs l'enfant perçoit deux sensations distinctes lorsqu'on le touche avec une pince dont les branches sont écartées d'un centimètre.

Ainsi non-seulement la sensibilité aurait entièrement persisté, ou serait revenue à son état normal en peu de temps, mais la section du médian n'aurait eu cette fois, pour résultat persistant au bout de deux mois, la paralysie d'aucun des muscles de la région thénar animés par ce nerf.

La sensibilité du bout périphérique du médian existait-elle dans ces deux cas ? Les auteurs n'en parlent pas, et il n'est fait mention d'aucune tentative entreprise dans ce sens pour s'en assurer. Mais sa présence aux doigts et à la paume de la main est indiscutable, et ces faits viennent confirmer, d'une manière absolue, les conclusions auxquelles j'avais été amené par la discussion des deux premières.

J'aborde maintenant le second groupe d'observations, ce sont celles dans lesquelles on a noté que la sensibilité n'existant plus dans la main, au niveau des parties correspondantes aux ramifications du médian, mais où elle apparaît peu de temps après la suture des deux bouts du nerf qui, jusqu'alors, étaient restés éloignés.

Ici se placent les deux observations de Paget qui sont rapportées dans la thèse de M. Magnien de 1866, celle de M. Nélaton, qui est également de 1866, et celle de M. Laugier qui eut, en 1864, un si grand retentissement.

Obs. V. — Section accidentelle du médian. (Paget.)

Un enfant de onze ans est admis dans le service de M. Stanley (hôpital Saint-Barthélemy), avec une plaie transversale du poignet. Cette plaie qui venait d'être faite par une scie circulaire, s'étendait d'un côté à l'autre de l'avant-bras, environ à un pouce de l'articulation radio-carpienne. Elle avait sectionné tous les tendons fléchisseurs des doigts et du pouce, avec les vaisseaux et les nerfs radiaux, le nerf médian, et avait entamé le radian lui-même, à une faible profondeur.

L'artère cubitale et le nerf n'étaient pas lésés, le ligament interosseux était à nu au fond de la plaie. Un demi pouce du bout supérieur du médian était resté exposé dans la plaie et fut distinctement vu et touché.

Toute sensation dans les parties animées par les nerfs radial et médian au-dessous de la plaie était complètement abolie dès après l'accident, et la paralysie persista les jours suivants.

L'artère radiale fut liée ; les bords des ligaments coupés furent rapprochés et réunis. On n'employa aucun moyen particulier pour mettre en contact les bouts du médian divisé, mais on fixa le poignet en flexion sur l'avant-bras.

Après dix ou quinze jours, l'enfant commença à observer les signes du retour de la sensibilité dans les parties animées par le médian, et ces signes augmentant, M. Paget constatait, un mois après l'accident, que le nerf avait un peu recouvré son pouvoir conducteur.

Lorsqu'on lui bandait les yeux, le malade pouvait nettement discerner le contact de la pointe d'un crayon avec le deuxième doigt et le bord radial du troisième (annulaire). La sensation était moins nette lorsqu'on touchait le pouce ou l'index ; en effet, quoiqu'il répondît généralement bien, l'enfant rapportait parfois la sensation de contact à l'un d'eux, lorsqu'on avait touché l'autre ; et il y avait çà et là de petites portions de la peau, animées par le médian, qui restaient complètement insensibles.

Tout cela prouve que les bouts du nerf se sont accolés par reunion immédiate, ou qu'ils ont été de suite maintenus en contact par une couche excessivement mince d'un tissu nouveau interposé.

M. Paget a revu ce jeune homme un an après la blessure. La sensibilité était parfaitement revenue dans toutes les parties où se distribue le médian, excepté dans la dernière phalange du pouce et de l'index. Les parties avaient conservé leur tension normale, mais se refroidissaient très-facilement, et le malade revenait à l'hôpital pour de larges ampoules qui s'y étaient formées. Il s'était chauffé les mains à un feu découvert ; la chaleur qui n'avait produit sur le reste de la main aucun résultat fâcheux n'avait amené sur ces parties paralysées des ampoules comme aurait fait de l'eau bouillante. Le mouvement des doigts était parfaitement revenu.

Obs. VI. — Section accidentelle du médian. (Heygate, rapportée par Paget.)

Un garçon de treize ans venait d'avoir la main séparée du poignet par la lame d'une machine à couper la paille. La lame avait divisé une petite portion des bouts inférieurs du radius et du cubitus, et laissé la main attachée à l'avant-bras seulement par un point cutané, large d'un pouce, auquel restaient adhérents et intacts les vaisseaux et nerfs cubitaux, le muscle cubital antérieur. Les artères liées, on rapproche la main et l'avant-bras ; on fixe solidement par un emplâtre adhésif. On ne touche pas à la plaie pendant une semaine. Elle guérit : dix ou douze jours après la blessure, il y avait une légère sensibilité dans les doigts ; après quinze jours, dans le pouce. Finalement, la sensibilité de la main et des doigts et la plupart des mouvements étaient parfaitement rétablis.

Obs. VII. — Résection du médian au bras pour un névrome. (Nélaton. Gazette des Hôpitaux, 1866.)

L'observation est relative à une femme de 24 ans qui portait un névrome à la partie supérieure et interne du bras gauche. Des douleurs très-vives ressenties dans le pouce, le médius et l'index déterminèrent M. Nélaton à l'opérer.

Opération, 24 avril 1663. M. Nélaton mit le médian à nu au-dessus et au-dessous du névrome, il sectionna au-dessous après avoir eu le soin de retenir le bout nerveux par un fil d'argent qu'il avait passé au travers ; il divisa ensuite au-dessus et réunit les deux extrémités nerveuses, après avoir enlevé la tumeur, au moyen du fil. Le bout supérieur du nerf avait été traversé par le fil qui avait été primitivement engagé dans le bout inférieur. L'affrontement fut établi aussi exactement que possible.

L'opération terminée, M. Nélaton voulut étudier les mouvements et la sensibilité des doigts. Le malade fit plier facilement l'annulaire et l'auriculaire, mais elle ne put faire remuer l'index et le médius ; quant au pouce, les mouvements étaient nuls.

En passant un ruban sur les dernières phalanges du pouce, de l'index et du médius, la malade dit ne ressentir aucune sensation : il y avait donc une paralysie complète du sentiment et du mouvement dans les parties auxquelles se distribue le nerf médian.

L'opération avait été faite le mardi ; le samedi suivant, la malade se plaint d'avoir beaucoup souffert la veille, dans le pouce, l'index et le médius. Voici ce que l'examen de la main fit reconnaître. Flexion très-facile des quatrième et cinquième doigts, flexion très-légère de l'index et du médius, mais impossible de faire opposer le pouce. En passant un morceau de papier sur les doigts, on remarque qu'il n'y a aucune sensibilité sur le trajet des nerfs collatéraux palmaire du pouce, de l'index et du médius.

Pour les collatéraux dorsaux, sensibilité nulle pour les deux dernières phalanges, et sensibilité conservée sur la première phalange, à la partie externe du pouce, un peu plus de sensibilité.

On essaie d'enlever quelques fils ; mais les moindres mouvements qu'on leur imprime donnent lieu à des douleurs très-vives et à une contraction de l'index et du médius. On est obligé de chloroformer la malade ; les fils furent coupés au-dessous des anneaux de Galli ; une des anses ne put être retirée ; un fragment se perdit dans la plaie.

La malade fut revue le mardi suivant, sept jours après l'opération ; elle avait cessé de souffrir depuis le dimanche ; elle put exécuter facilement et rapidement des mouvements de flexion de trois doigts auxquels se distribue le nerf médian, et de plus, faire opposer le pouce avec l'index et le médius.

Obs. VIII.—Note sur la suture du nerf médian. (Extrait des Comptes-rendus de l'Institut, t. LVIII, p. 1139, 1864.)

Je crois devoir communiquer à l'Académie des sciences le résultat de la suture du nerf médian, que j'ai faite lundi dernier, 13 juin, sur un malade de mon service de l'Hôtel-Dieu, à la suite d'une blessure grave de l'avant-bras gauche.

Les deux artères, radiale et cubitale, les muscles grand et petit palmaire, quelques faisceaux du fléchisseur superficiel des doigts, et de plus, le nerf médian, avaient été complètement divisés en travers. Une hémorrhagie abondante décida M. Ledentu, interne du service, à pratiquer immédiatement la ligature des deux artères ; mais, le bout supérieur du nerf médian n'ayant pu être retrouvé dans la plaie, un premier pansement réunit les lambeaux de la peau par des points de suture séparés ; puis, la main fut placée sur un coussin dans la flexion sur l'avant-bras. C'est dans cet état que j'ai vu le blessé pour la première fois, le lundi, 13 juin. L'hémorrhagie n'avait point reparu, mais il me fut facile de constater l'effet de la section complète du nerf médian, et incomplète du nerf radial, qui avait été coupé dans les deux tiers de son diamètre transversal, les deux bouts restant unis par une bandelette de tissu nerveux. La sensibilité avait disparu dans toutes les parties desservies par le nerf médian, c'est-à-dire, dans toute l'étendue de la face palmaire des trois premiers doigts, pouce, index et médius, et jusqu'à la face externe de l'annulaire inclusivement. Elle avait cessé en partie seulement dans les points où le radial se répand à la main ; ainsi, intacte sur la face dorsale du pouce et du premier espace interosseux, elle était nulle au niveau de l'index, et de la moitié inférieure de la face dorsale du médius.

Les mouvements d'opposition du pouce étaient impossibles ; je n'ai pas besoin de dire que ce mouvement d'opposition n'a pas été confondu avec celui d'adduction, qui avait trouvé son principe dans le nerf cubital. Cette perte du mouvement d'opposition du pouce, et de la sensibilité due au médian, dans l'étendue indiquée, me préoccupa aussitôt, et je pensai que s'il était possible de les rendre au blessé, il fallait agir immédiatement, et faire la suture des deux bouts du nerf entièrement coupé ; la plaie fut réouverte par la section des fils qui réunissaient les lambeaux cutanés, et par l'extension de la main sur l'avant-bras ; le bout inférieur du médian, libre et flottant dans la plaie au-dessus du ligament annulaire du carpe, avait une longueur de 2 centimètres 1/2 ; le bout supérieur n'était pas visible, il était sans doute remonté dans l'épaisseur du lambeau avec un faisceau coupé du muscle fléchisseur superficiel.

Après quelques instants de recherches infructueuses, je vis bien que pour opérer la suture du nerf, il fallait le découvrir par la dissection. Le blessé, qui comprenait l'utilité, fut endormi par le chloroforme, et je fis une incision d'environ 6 centimètres sur la partie moyenne du lambeau, à partir de la plaie le long de la face antérieure de l'avant-bras. Après la section longitudinale du muscle fléchisseur superficiel, le tronc du nerf médian se montra sous l'instrument. Ce nerf saisi, je passai à travers la partie moyenne du bout supérieur, à 12 millimètres environ de son extrémité libre, un fil de soie à l'aide d'une aiguille à staphyloraphie presque droite, le bout inférieur fut traversé de la même manière avec le même fil, dont les deux chefs furent tirés, puis réunis par un double nœud, de façon que les deux surfaces de section du nerf fussent amenées au contact sans violence, et que les deux bouts du nerf fussent maintenus en place, au-dessus et au-dessous de la plaie par le fil. Un des chefs du fil fut coupé, l'autre conduit dans l'angle interne de la solution de continuité des parties molles.

Le résultat de cette opération, très-rare, presque inconnue, hors du champ de la physiologie expérimentale, et contre laquelle même s'élèvent dans la pratique des objections théoriques très-sérieuses, telles que la crainte de douleurs vives et d'accidents nerveux redoutables, les convulsions et le tétanos a dû être suivi par moi avec attention et une sorte d'anxiété. Eh bien, aucune douleur remarquable n'en a été la suite, aucun accident que l'on puisse rapporter à la suture du nerf n'a été observé! la fièvre traumatique, le gonflement, et la rougeur de l'avant-bras, n'ont point dépassé la mesure des phénomènes généraux et locaux, que la blessure, indépendamment de la lésion du nerf, devait amener. Je n'ai donc pas à y insister, et je me hâte d'appeler l'attention de l'Académie sur l'effet de la suture du nerf médian, au point de vue si capital du retour de la sensibilité et des mouvements.

Dès le lundi soir, jour de l'opération, la sensibilité semble un peu rétablie dans les points où elle avait disparu ; le malade dit, positivement, sentir le contact des doigts ou de tout autre objet, appliqué à la face palmaire des doigts paralysés du sentiment, par la section du nerf médian, mais cette sensibilité est obtuse.

Mardi, le lendemain de la suture du nerf, le retour de la sensibilité est très·marqué; il y a encore, cependant, une notable différence entre celle des deux mains, et des parties de la main gauche desservies par le médian ou par le nerf cubital; mais, ce qui frappe surtout, c'est que le mouvement d'opposition du pouce se fait très-facilement. Le mercredi et le jeudi matin, il y a accroissement de la sensibilité et des mouvements; toutefois, il est facile de constater le jeudi, que certaines sensations ne sont pas perçues. La pointe d'une épingle, pressée contre la face palmaire du médius, ne détermine aucune douleur, en appliquant, sur les parties de la face palmaire, dont la sensibilité est altérée, un corps froid, comme une paire de ciseaux, le malade n'éprouve pas la sensation du froid, que ce contact devrait produire; il rapporte, d'ailleurs, très-bien, aux points touchés, les impressions ressenties, de sorte que, trois jours après la suture du nerf divisé, si la sensibilité tactile est revenue en grande partie, les sensations de douleur et de température ne sont pas perçues. Mais les progrès sont si rapides, que le vendredi, quatrième jour révolu depuis l'opération, la sensation de piqûre est obtuse, et celle de température est sensiblement manifeste. Aujourd'hui lundi, huitième jour, tout le bénéfice de l'opération est conservé; mais je laisse là ces détails, car les modifications de la sensibilité et des mouvements sont à l'étude, et d'autres variations, dans le sens du progrès, vers le retour complet des fonctions du nerf, devront nécessairement encore être recueillies et notées, jusqu'au rétablissement complet. Je prie maintenant l'Académie de me permettre de faire remarquer, en quoi cette observation se rattache aux faits connus, et sous quels rapports elle en diffère, en y ajoutant des notions nouvelles. Des expérimentateurs habiles ont eu, dans leurs recherches sur les animaux, des résultats très-divers. Il en est qui n'ont pu obtenir, par la suture des nerfs coupés, le retour des fonctions; la sensibilité et le mouvement sont restés abolis; mais, en regard de ces insuccès, il faut rappeler surtout les opinions, et les belles expériences de l'illustre secrétaire de l'Académie, M. Flourens, qui, entre autres faits, obtint sur un coq, la réunion par suture de deux nerfs de l'aile, qui, d'abord pendante et paralysée, reprit au bout de trois mois ses fonctions; à cette époque, la sensibilité était manifeste au-dessus et au-dessous de la section du nerf. Cette expérience, ne laissant aucun doute sur la possibilité du rétablissement de la sensibilité et des mouvements, après la section et la suture d'un des nerfs des membres; mais, l'observation que j'ai l'honneur d'offrir à l'Académie, démontre de plus que ce retour, des fonctions sensitives et motrices, peut avoir lieu dans un petit nombre d'heures, avec une étonnante précision. Cette différence tient-elle au procédé, mis en usage pour la suture, ainsi qu'à l'immobilité plus facile à obtenir chez l'homme que chez les animaux. C'est ce que de nouvelles expériences apprendront. Je ne connais pas d'autre fait publié, où le rétablissement des fonctions ait été aussi rapide après la suture du nerf. Cette suture, on peut le dire même, n'est point admise dans la pratique chirurgicale d'une manière générale. Les chirurgiens, un peu effrayés sur les conséquences de la présence d'un corps étranger dans la substance des nerfs, ont préféré jusqu'ici attendre, en la favorisant par la situation des parties divisées, l'effet de la réunion médiate des bouts isolés du nerf par un tissu cicatriciel, dans l'épaisseur duquel, avec le temps, il s'est fermé, ainsi que l'a démontré le microscope, des tubes nerveux en plus ou moins grand nombre. Un rétablissement lent, et plus ou moins complet des fonctions, est la suite de la production de ces tubes nerveux cicatriciels. C'est la question, controversée encore aujourd'hui, de la régénération des nerfs, qui diffère sensiblement de la réunion immédiate, évidemment obtenue dans le fait rare que je présente aujourd'hui à l'Académie.

Je viens de dire que je ne connais pas de fait semblable publié, mais je n'hésite pas à déclarer que je tiens d'une communication verbale de mon collègue, M. Nélaton, la connaissance d'une observation analogue presque identique dans son résultat, quoique obtenue dans des circonstances un peu différentes. Après l'ablation d'un névrôme du même nerf médian à la partie moyenne du bras et la résection de ce nerf dans une longueur de 2 centimètres environ, il opéra la suture des deux bouts et quarante-trois heures après, le retour de la sensibilité et des mouvements commençait à s'opérer. Comme dans le fait que j'observe en ce moment, il n'y eut ni douleur notable due à la présence du corps étranger passé dans l'épaisseur du nerf (c'était un fil métallique et non un fil de soie comme chez mon malade), ni accident nerveux consécutif. Il me serait impossible de donner plus de détails au sujet du fait de M. Nélaton, qui, je l'espère, le publiera; mais je puis ce me semble, pour la pratique chirurgicale à venir, faire ressortir l'importance de deux faits dans lesquels la suture immédiate a été si avantageuse, et tout à fait exempte d'accidents et de complications.

Je crois toutefois que pour un succès aussi rapide, le choix du mode de suture n'est pas indifférent. Le procédé que j'ai préféré offre des avantages notables. Un fil passé à travers le nerf à l'aide d'une aiguille dont les bords tranchants ont été engagés dans une direction parallèle aux tubes nerveux, les ménage le plus possible. Il en reste autour de lui un grand nombre qui n'en reçoivent aucune atteinte. Eloigné des surfaces de section du nerf simplement rapprochées au contact, il ne complique pas cette plaie de la présence d'un corps étranger, il n'y produit pas une inflammation plus vive, et laisse au courant nerveux toute sa liberté, puisqu'il favorise l'abouchement des tubes et ne s'interpose pas, en même temps qu'il offre aux bouts rapprochés un point d'appui en deux sens opposés.

Je ferai remarquer d'autre part combien, chez le blessé que je traite, la suture du nerf médian était indiquée et urgente : les deux artères radiale et cubitale avaient été coupées en travers et liées; malgré l'abondance des anastomoses entre les artères de l'avant-bras et de la main, quand les deux troncs principaux sont liés au même instant, la circulation est incontestablement plus compromise que si l'un des troncs seul est interrompu. De plus, ici, pour les doigts auxquels le nerf médian donne ses branches, l'innervation était suspendue et peut-être la gangrène, au moins partielle, était-elle à redouter. C'est un des motifs qui m'ont engagé à opérer la suture du nerf.

D'autres questions intéressantes se rattacheront à ce cas de succès. Ce n'est pas comme dans la régénération lente et à distance des nerfs par la production de tubes nerveux nouveaux que la circulation nerveuse s'est rétablie; c'est par l'abouchement plus ou moins exact des tubes coupés qu'elle a repris ici son cours. Cependant il est probable que dans le petit nombre d'heures qu'il a fallu pour cela, une mince couche de lymphe coagulable a été sécrétée au niveau de la section des tubes. Cette lymphe est-elle conductrice de l'influence nerveuse, ou a-t-elle d'emblée présenté des lacunes qui ont permis la continuité de la partie fluide centrale ou moelle des tubes nerveux? Ce sont là des questions qui appellent des recherches microscopiques sur les animaux. La nature du travail que j'ai l'honneur d'offrir à l'Académie a d'ailleurs un autre caractère; il est surtout de physiologie pathologique et d'intérêt chirurgical. Il a pour but de contribuer à établir un point de pratique peu connu et dont l'art chirurgical paraissait plutôt s'éloigner c'est-à-dire l'indication formelle de faire, dans les cas de section accidentelle, la suture des deux bouts du nerf coupé :

En résumé, le fait que j'ai l'honneur de présenter à l'Académie prouve :

1o Qu'après la suture d'un nerf coupé, la sensibilité et les mouvements des parties auxquelles il se distribue peut se rétablir d'une manière très-notable en un petit nombre d'heures;

2o Que ce rétablissement des fonctions est rapidement progressif;

3o Qu'il est successif, c'est-à-dire que la sensation tactile et les mouve·ments sont obtenus avant certaines sensations, par exemple celle de douleur et de température;

4o Que la suture du nerf ne produit pas, du moins par le procédé que j'ai suivi et que j'ai indiqué, de douleurs spéciales ni nécessairement d'accidents nerveux graves, ce que du reste la ligature de certains nerfs collatéraux des artères avait déjà prouvé ;

5o Qu'il faut admettre dans la pratique chirurgicale la suture des nerfs d'un volume notable et dont la section intéresse la sensibilité et le mouvement des parties plus ou moins étendues.

Des quatre cas que je viens de rapporter, le plus singulier est certainement celui de Laugier. La section du médian est incontestable, la sensibilité et la motricité sont abolies dans la main au niveau des parties correspondantes à ce nerf et, quelques heures après la suture, elles apparaissent. Ces faits sont en opposition formelle avec les données physiologiques. En effet, comment admettre que les fonctions nerveuses aient pu se rétablir en quelques heures ? Un seul mode d'explication pouvait être invoqué. Il fallait admettre une réunion par première intention des deux troncons nerveux. Or, a-t-on jamais, par des expériences sur les animaux, constaté quelque chose de semblable à cette réunion par première intention ? Jamais, toutes les tentatives faites dans ce sens ont échoué, et toujours on a observé que les deux bouts d'un nerf séparés par une simple section et rapprochés aussi intimement que possible, pré-

sentaient, dans le tronçon périphérique, une atrophie des
fibres nerveuses. Cette atrophie est toute spéciale, et nous
en devons la connaissance exacte aux travaux de M. Vulpian. Dans les recherches que ce savant physiologiste a
entreprises sur la réunion, la cicatrisation des nerfs par
première intention, il a toujours échoué à la produire sur
des animaux adultes. C'est seulement sur des animaux
opérés dans les premiers jours de leurs naissance qu'il a pu
constater des faits de régénération rapide du bout inférieur.

Par conséquent il faut éliminer ce mode d'explication,
et nous arrivons dès lors à nous demander si Laugier n'a pas
été induit en erreur par ce retour brusque de la sensibilité.
C'est ce que je crois, et M. Letiévant déclare dans son ouvrage, que le malade de Laugier présentait, au point de vue
des phénomènes nerveux de la main, une stupeur locale
momentanée. Je partage absolument cette opinion, et je suis
persuadé que si Laugier n'eût pas pratiqué sa suture du
nerf médian, il aurait trouvé les mêmes phénomènes de
retour de la sensibilité et de la motricité qu'il a pu constater
quelques heures après son opération. C'est cette même stupeur locale, succédant au traumatisme, qui permet d'expliquer les faits de Paget et de Nélaton. Ce dernier, d'ailleurs, malgré qu'il n'ait jamais publié ces observations, a
deux fois été témoin de la présence de la sensibilité dans la
main à la suite de la section du médian. Lorsque M. Richet
lui parla, en 1867, du cas dont il avait été témoin à l'Hôtel-
Dieu, Nélaton lui répondit : « J'ai vu cela deux fois, et je
n'ai pas osé le publier, parce que c'est en opposition formelle avec ce que disent nos physiologistes. » Singuliers
scrupules ! Cette conversation fut rapportée par M. Richet
dans sa clinique de la Pitié.

La stupeur locale, survenant à la suite du traumatisme
d'un nerf, est un fait bien connu des chirurgiens, et M. Letiévant en cite un exemple fort remarquable. « J'extirpai,
dit-il, il y a plusieurs années, un tubercule anatomique sur

le pouce de M. le docteur Mollière, alors mon interne. Pendant plus de vingt-quatre heures, il eut une insensibilité par stupeur locale, tout au pourtour de la plaie. »

Par conséquent les observations de Paget, celle de Nélaton, celle de Laugier ne viennent nullement à l'encontre de la théorie de la sensibilité récurrente dans la main que j'ai établie dans la première partie de ce travail.

Je dois d'ailleurs faire remarquer que, pour le malade de M. Laugier, il n'y avait pas seulement plaie du médian, mais qu'il y avait également une section presque complète du nerf radial, ce qui devait tendre à rendre plus obscurs les phénomènes de sensibilité récurrente.

Un troisième groupe de faits vient donner la confirmation la plus absolue de cette innervation si remarquable de la main, c'est celui qui renferme les cas dans lesquels la sensibilité et la motricité ont persisté immédiatement après l'interruption du nerf, n'ont jamais cessé d'exister et se sont, au contraire, peu à peu perfectionnés après une courte période d'affaiblissement qui s'est montré durant les premiers jours qui ont suivi l'accident. Et pourtant dans ces cas, lorsque l'on a eu l'occasion d'examiner, après la mort du malade, l'état dans lequel se trouvaient les deux extrémités nerveuses. on a pu constater qu'elles étaient distinctes et nullement réunies par un tissu de cicatrice.

L'observation la plus remarquable de ce genre est celle qui a été publiée par la *Gazette médicale* de Paris, en 1864. Elle avait été recueillie par M. Leudet, chirurgien de l'Hôtel-Dieu de Rouen et M. Delabost, son interne. Je la rapporte en entier.

Observation IX.

Note sur un cas de division ancienne d'une partie des nerfs, artères et muscles de l'avant-bras, avec rétablissement incomplet de la sensibilité cutanée dans l'étendue de la distribution du nerf médian, et conservation presque complète des mouvements; par E. Leudet, médecin de l'Hôtel-

Dieu de Rouen, et M. Delabost, interne du même hôpital. (*Gazette Médicale de Paris*, p. 148, 1864).

L... (Louis Charles), âgé de 55 ans, entra le 6 octobre 1862 à l'Hôtel-Dieu de Rouen, pour être traité d'une tuberculisation pulmonaire dont les détails étrangers au point que nous étudions ici, sont omis à dessein. Cette affection causa la mort.

L... avait été blessé à l'âge de 18 ans par un fragment de cruche en terre qui avait profondément divisé les tissus de la partie antérieure de l'avant-bras, à deux travers de doigt de l'articulation du poignet. Cette plaie étendue transversalement d'un bord à l'autre de l'avant-bras, avait été suivie d'une hémorrhagie abondante, et pendant près de six mois, d'après le conseil d'un médecin, la main fut maintenue immobile dans la flexion forcée; aucune ligature ne fut pratiquée. La main et les doigts froids au début, reprennent peu à peu la température normale, ou du moins le malade cessa d'y éprouver la même sensation de froid. Bientôt, quand on eut cessé la flexion forcée, il recouvra l'usage du membre et toute sa vie il a pu remplir les fonctions de sommelier en se servant surtout de la main droite.

Au moment où L... est soumis à notre observation, nous constatons que l'étendue des mouvements est presque aussi considérable d'un côté que de l'autre ; cependant il serre moins bien de la main droite que de la main gauche. Il y a de l'analgésie sans anesthésie absolue, uniquement bornée à l'étendue de la distribution du médian. Aucune douleur spontanée ou provoquée dans les ramifications de ce nerf par l'excitation de la périphérie ou de la cicatrice. La chaleur et le froid sont moins bien perçus sur les points animés par le nerf médian que sur le trajet des autres nerfs de l'avant-bras. Jamais aucune douleur ascendante dans les branches nerveuses du membre.

Voici quel était l'état des parties profondes examinées après la mort du malade.

La cicatrice cutanée adhère entièrement aux tissus sous-jacents au moyen de filaments cellulaires, fermes et serrés. Les tendons, dans une étendue de 3 centimètres, présentent, au lieu de leur aspect nacré, une teinte jaune rougeâtre ; à l'endroit de la section sur une longueur de 6 centimètres, le parallélisme des fibres tendineuses n'existe plus; celles-ci sont déviées et entremêlées de telle sorte que le tendon du long supinateur bifurqué se continue en partie avec le long fléchisseur du pouce; le tendon du grand palmaire s'unit avec une masse constituée principalement par les bouts inférieurs de ce tendon, du nerf médian, de la portion du fléchisseur superficiel destinée à l'indicateur, et le bout supérieur de l'artère radiale.

Cette artère, de même que ses veines collatérales, réduite d'abord à un calibre très-mince, puis à un simple cordon fibreux, se perd dans la masse indiquée plus haut, tandis que son bout inférieur se confond avec le long supinateur.

Le nerf médian présente, au-dessous de la section, un renflement olivaire de 0^m,025 de longueur et de 0^m,010 de largeur, dont la pointe se continue par trois minces cordons avec les tissus fibreux intertendineux. Le bout inférieur de ce nerf se jette en haut dans l'intrication des tendons du grand palmaire, du long fléchisseur du pouce et du fléchisseur superficiel, avec lesquels il se confond bientôt complètement et sans qu'il soit possible de trouver la moindre continuité avec le bout supérieur. Du reste, le bout supérieur à l'avant-bras, ainsi que le bout inférieur au poignet, à la paume de la main et aux doigts, n'offre rien d'anormal sous le rapport de leur volume, de leur couleur ou de leur consistance.

Sur la branche superficielle du nerf radial existe, au niveau de la lésion et sur le côté interne seulement de ce nerf, un renflement assez volumineux qui vient se confondre avec la masse fibreuse du tendon du long supinateur et du bout inférieur de l'artère radiale.

Une branche du musculo-cutané qui vient également se confondre avec les tissus fibreux présente aussi un renflement ovoïde sur chacune de ses branches de bifurcation.

Ainsi donc, après trente-sept ans, il n'existait pas de trace de réunion entre les deux extrémités du nerf divisé et pourtant la sensibilité n'est pas perdue. Quant aux mouvements, dit M. Paulet dans sa thèse de 1868, il était sommelier.

Dans l'observation III de ce travail, qui est empruntée à M. Letiévant, nous trouvons un fait absolument semblable. Ce n'est pas par un examen nécroscopique que le savant chirurgien de Lyon a acquis la certitude du manque de réunion des deux bouts du médian sectionné, mais par un examen habilement conduit de la sensibilité nerveuse sur le trajet de ce nerf. Ce mode d'exploration est excessivement remarquable, et il est à désirer que, dans l'avenir, il soit mis en pratique pour l'étude des sensibilités récurrentes à la suite des plaies du bras et de l'avant-bras. La science y puisera certainement de très-précieuses indications.

Je ne présenterai pas ici un résumé de la discussion qui

précède, les conclusions qui en résultent sont faciles à établir.

Il existe, dans l'intérieur du nerf médian au niveau du poignet, à 3 et 4 centimètres au-dessus de lui, des fibres nerveuses récurrentes qui lui communiquent de la sensibilité lorsque l'on irrite son bout inférieur après l'avoir sectionné.

Dans les parties au niveau desquelles aboutissent ses branches terminales où elles constituent des réseaux formés par le mélange de ses fibres et des fibres des nerfs voisins, il se détache, appartenant à ces derniers, des fibres nerveuses sensitives qui viennent se distribuer aux régions, à sensibilité desquelles on pensait anciennement qu'il présidait seul : et pour cela les tubes nerveux suivent une marche rétrograde dans l'intérieur de ses filets terminaux.

Examinons maintenant si c'est là une disposition spéciale au nerf médian, ou bien si elle lui est commune avec les autres nerfs de la main.

CHAPITRE II.

Dans aucun cas, l'on n'a observé immédiatement après la section du radial ou, quelques heures après, la sensibilité du bout périphérique. Je n'ai pas trouvé, dans les auteurs, d'indications relatives à ce fait, en même temps que je n'ai pu noter aucune tentative entreprise pour rechercher cette sensibilité.

M. Letiévant rapporte une observation très-intéressante relative à une ancienne plaie du nerf radial, qui n'avait pas été suivie de la perte de la sensibilité dans les parties auxquelles ce nerf fournit ses rameaux terminaux. Dans cette observation. comme dans celle de M. Leudet, relative au médian, il n'y avait pas eu de cicatrice nerveuse réunissant les deux tronçons séparés. Ce fait doit donc être considéré comme un des plus caractéristiques au point de vue des sensibilités recouvrées. J'extrais de l'observation de M. Letiévant les passages les plus remarquables.

Obs. X. — Section du nerf radial datant de deux ans et demi. — Réunion par suture des deux bouts nerveux après avivement. — Résultat après un mois et demi. (Letiévant).

Un jeune soldat, André Moullin, de l'Ardèche, âgé aujourd'hui de 30 ans, reçut il y a deux ans et demi, en montant la garde à Châlons-sur-Marne, un violent coup de poignard à la région interne et inférieure du bras droit.

Dès ce moment, il perdit les fonctions du nerf radial. Il resta trois semaines à l'infirmerie; lorsqu'il en sortit, la plaie était fermée, mais il ne pouvait se servir de son bras.

Il demeura plus de deux ans encore attaché à son régiment, fit la dernière campagne de Rome, toujours infirme, et n'éprouva pendant ce temps aucune amélioration dans son état.

A son retour en France (1869), il fut réformé pour cause de paralysie incurable du membre supérieur gauche consécutive à son ancienne blessure.

Le 28 juin 1869, il entrait à l'Hôtel-Dieu, dans mon service au no 14 de la salle St-Louis.

Il portait alors, à la région jadis blessée, une cicatrice large de deux à trois centimètres, à bords irréguliers, à surface déprimée, blanchâtre, reposant sur une masse dure, diffuse, du volume d'une grosse amande et peu mobile sur les tissus profonds.

En pressant sur cette cicatrice, on déterminait des fourmillements dans la région radio-dorsale de la main. La pression à quinze millimètres plus haut donnait lieu au même phénomène; mais celui-ci ne se reproduisait pas si l'on exerçait la pression sur un point plus élevé du radial.

Les mouvements de l'avant-bras sur le bras s'accomplissaient normalement; mais non ceux de la main sur l'avant-bras, ni ceux des doigts sur la main.

La supination ne s'obtenait qu'incomplète et s'accompagnait d'une flexion légère de l'avant-bras.

Certains mouvements d'extension de la main étaient possibles.

Ainsi, quand le malade enroulait fortement ses doigt dans la paume de la main, on voyait celle-ci se redresser en partie.

Les doigts n'étendaient pas leur première phalange, mais pouvaient redresser les deux autres; pendant ce redressement, les premières se fléchissaient.

La flexion des doigts et de la main était normale; ce qui permettait au malade divers actes de préhension.

Les muscles dépendant du nerf radial étaient tous paralysés.

La main était en pronation permanente et en procidence très-accusée à l'extrémité du membre. Le relief dorsal, formé par les extenseurs à l'avant-bras, était affaissé.

La sensibilité était diminuée dans une grande étendue du dos de la main, des doigts, de l'avant-bras.

Le simple contact d'une tige molle n'était pas perçu; un frottement léger y était senti. Le toucher, avec un écart de deux centimètres, ne donnait qu'une sensation sur la partie la plus anesthésiée. Ailleurs, on obtenait assez facilement la double sensation.

En enfonçant une aiguille, il fallait un certain degré de pression pour déterminer la douleur, surtout en un point que je signalerai plus tard.

Entre 12° et 50° le sujet ne savait si le corps qui le touchait était froid ou chaud. Au-dessus, après un certain temps, il percevait la chaleur.

Filhol.   4

Le malade ne souffrait pas de ce membre, si ce n'est lorsqu'il laissai prendre sa main durant quelques minutes; alors, un engourdissemen douloureux s'y produisait.

La main était sensible au froid. On n'y constatait aucun trouble de sécrétion sudorale.

Le 14 juillet 1869, je présentais ce malade à la Société des sciences médicales de Lyon, comme un exemple d'interruption persistante dans la continuité du nerf radial et de paralysie atrophique des muscles correspondants.

J'exprimai le dessein de réveiller l'appareil musculaire par des excitants divers et d'aller ensuite à la recherche des deux bouts nerveux pour les aviver et les réunir; je devais ainsi restaurer le nerf et rétablir ses fonctions.

Pendant quelque temps, je soumis mon malade à l'action de l'électricité, du massage et des douches de vapeur. Il n'en retira qu'une amélioration douteuse, il sentait, disait-il, la force augmenter dans ses bras, mais aucun mouvement n'apparaissait dans ses muscles paralysés.

Néanmoins, encouragé par l'exemple de régénération du médian que je venais d'obtenir, persuadé que le rétablissement de la continuité du nerf favoriserait davantage le retour des fonctions musculaires, je n'hésitai plus à tenter une opération qui devait mettre ce sujet dans les conditions d'une régénération future de son nerf radial.

Le 4 août 1869, M. Letiévant fit la suture des deux bouts du nerf qui étaient, comme il l'avait prévu, séparés l'un de l'autre. Quelques accidents survinrent à la suite de l'opération, mais ne furent pas de longue durée. Le 20 septembre 1869, Moulin demanda à quitter l'hôpital. Au moment de sa sortie, et durant les jours qui la précédèrent, il présentait des caractères de motilité et de sensibilité absolument semblables à ceux qu'il avait offert avant l'opération.

En 1872, M. Lannelongue a observé, à la Charité de Paris, un cas très-important au point de vue de la paralysie du nerf radial et de la sensibilité récurrente. J'extrais, de la *Gazette des hôpitaux* de l'époque, quelques passages relatifs à la clinique qui fut faite, à ce sujet, par ce savant chirurgien. L'observation du malade se trouve rapportée dans la thèse de M. Tranchant de 1873.

Obs. XI. — Contusion du nerf radial. Abolition du mouvement. Conservation de la sensibilité tégumentaire. (Lannelongue. Gaz. dos hôp., 1872,
p. 970).

M. Lannelongue, chargé temporairement du service de la clinique
chirurgicale de la Charité, dans l'une des dernières conférences cliniques
qu'il a faites à l'Amphithéâtre, a appelé l'attention de ses auditeurs sur
un cas très-simple en apparence mais auquel se rattache en réalité une
question de physiologie pathologique très-intéressante. Il s'agit d'un
homme qui est entré dans le service pour une contusion du nerf radial,
suite de la compression exercée par la crosse d'une béquille dont le malade, atteint d'une fracture de cuisse, faisait depuis longtemps usage.
L'une des conséquences immédiates de cette lésion avait été l'abolition
de la motilité dans les muscles desservis par ce nerf. Les mouvements
d'extension du poignet et des doigts, en particulier étaient complètement
abolis. Mais on fut frappé en même temps de la conservation de la sensibilité tégumentaire. Au point de vue des dispositions anatomiques
connues du nerf radial et des notions physiologiques acquises sur les
nerfs mixtes, ce fait aurait pu paraître, au premier abord, paradoxal.
Mais il s'en faut qu'il soit sans précédent. Tout le monde connaît le fait
si souvent rappelé de Béclard, les faits plus récents, de Laugier, de
Houel, communiqués le premier à l'Académie des sciences, le second à
la Société de chirurgie et enfin le fait de M. Richet, rapporté dans la *Gazette des Hôpitaux* en 1867 et qui a été l'occasion d'une discussion appro-
fondie de ce journal.

On sait à combien d'explications diverses ces faits ont donné lieu. On
est allé jusqu'à en déduire la réunion immédiate des nerfs dans les cas
de section complète. Mais dans la plupart des cas rapportés comme dans
le cas du malade dont M. Lannelongue a entretenu ses élèves, cette explication était évidemment inadmissible. Il a fallu recourir aux diverses
théories de la récurrence ou du rétablissement de la sensibilité par voie
anastomotique.

L'observation de Moullin est si nette que l'on ne saurait
élever le moindre doute au sujet des sensibilités récurrentes
dans les régions auxquelles se distribue le nerf radial.

Celle de M. Lannelongue, quoique se rapportant à un cas
dans lequel il n'y a pas eu de section, mais seulement contusion du nerf radial n'en présente pas moins un grand intérêt. Que l'abolition de l'influx nerveux soit amené par un

traumatisme qui brise le trajet des tubes nerveux ou qu'il soit dû à un acte qui les mette dans l'impossibilité de rester des agents de transmission : au point de vue physiologique les résultats sont identiques. Aussi devons-nous désirer que l'on multiplie les observations semblables à celles de M. Lannelongue. Les sections des nerfs sont rares dans nos hôpitaux, les paralysies de causes diverses y sont fréquentes. Et c'est par leur étude que nous aurons, d'une manière rapide, la confirmation générale de la théorie des sensibilités récurrentes en faveur desquelles nous rencontrons de si remarquables, mais malheureusement de si rares exemples.

CHAPITRE III.

Dans les sections du nerf cubital, de même que dans les sections du nerf radial, jamais on n'a noté la sensibilité du bout périphérique.

Quant à la sensibilité apparaissant dans les régions où se distribue ce nerf quelques heures après le traumatisme, nous en rencontrons plusieurs exemples dans les auteurs.

J'extrais, de l'ouvrage de M. Lètiévant, une observation dans laquelle l'on remarque qu'après une section acciden-telle du nerf cubital et une suture entre les deux bouts, éta-blie dès les premières heures qui suivirent l'accident, on put noter, le lendemain, que la sensibilité à la douleur était seulement émoussée sur la moitié interne de l'annulaire. Sur le petit doigt, la sensibilité n'existait pas, surtout au au niveau des deux premières phalanges, tandis que vers le troisième, une piqûre d'épingle éveillait une sensation vague et pénible. Cette persistance de la sensibilité à la face externe de l'annulaire, c'est-à-dire près du point où s'anastomose le cubital avec le médian, nous indique, dès les premières heures, alors que la stupeur nerveuse s'éteint, la marche de la sensibilité récurrente qui, limitée d'abord aux parties voi-sines des anastomoses va s'étendre peu à peu.

Obs. XII. — Section accidentelle et récente du nerf cubital au poignet. (Letiévant. Traité des sections nerveuses, 1873, p. 70.)

Bouvier (Jean-Marie), âgé de 45 ans, domestique à Lyon, se heurte violemment, le 13 juillet 1869, aux débris d'une bouteille qui venait de se briser. Il se fait au poignet droit une profonde blessure. Il se rend immédiatement à l'Hôtel-Dieu où je lui donne les premiers soins.

La plaie est située à la face antérieure et inférieure de l'avant-bras, à

3 centimètres au-dessus de l'éminence hypothénar. Elle mesurait en longueur 5 ou 6 centimètres environ, ses bords étaient fort écartés. Les parties divisées étaient : la peau, le tissu cellulaire, l'aponévrose antibrachiale, le tendon du muscle cubital, un tendon du fléchisseur superficiel, l'artère cubitale et le nerf du même nom.

La section de l'artère donna lieu à une hémorrhagie que j'arrêtai en liant successivement les deux bouts coupés du vaisseau.

Je trouvai, après quelques recherches, le bout supérieur du nerf cubital qui, à l'exemple de l'artère, s'était rétracté ou avait été refoulé dans la lèvre supérieure de la plaie ; je les réunis par un fil métallique, à l'extrémité du bout inférieur très-facile à découvrir.

Je rapprochai de même et maintins par une suture semblable les bouts supérieurs des tendons cubital et fléchisseur avec leur bout inférieur correspondant. Enfin, les deux bords de la plaie furent eux-mêmes ramenés l'un contre l'autre et réunis par une suture à points passés.

La main, placée alors en flexion exagérée sur l'avant-bras, fut maintenue dans cette position par un bandage silicaté.

Le lendemain, 14 juillet, je constatai les troubles de la sensibilité du côté du petit doigt tout entier et de la moitié interne de l'annulaire.

Sur le petit doigt, dans tout son pourtour, la sensibilité à la douleur n'existe pas : la piqûre d'épingle n'était pas sentie, surtout au niveau des deux premières phalanges. Vers la troisième phalange, elle éveillait une sensation vague et sensible.

Sur la moitié interne de l'annulaire, la sensibilité à la douleur était seulement émoussée. La moitié externe de ce doigt était normalement sensible.

Les sensations de froid et de chaleur n'étaient pas perçues sur la plus grande partie du petit doigt et vaguement accusées sur la moitié interne de l'annulaire.

Les sensations de tact, de frottement, étaient perçues partout sur le petit doigt comme sur la région voisine de l'annulaire, mais plus obtuses sur le premier que sur le second.

Je pus imparfaitement apprécier la sensibilité du reste de la main qui enveloppait l'appareil scilicaté. Je constatai cependant, sur la plus grande partie de l'éminence hypothénar, les mêmes caractères d'insensibilité que j'avais trouvés au petit doigt.

Le blessé ne souffrait plus ; il n'accusait qu'une sensation légère d'engourdissement et de fourmillement s'étendant dans le bras, l'avant-bras et la main.

Il eut le soir du deuxième jour, un léger frisson suivi de chaleur. Une fenêtre pratiquée au bandage me permit, le troisième jour, de découvrir la plaie et de constater un commencement de réunion.

La fièvre était très-modérée, le pouls à 90, la température axillaire à 37°. Le soir, le pouls montait à 10°, la température à 37,6.

Les jours suivants, ces phénomènes fébriles diminuèrent. J'enlevai successivement les fils suturant la peau des lèvres de la plaie. Celle-ci ne donnait issue qu'à une légère suppuration qui s'échappait par le trajet des autres fils; réunis en faisceaux ils remplissaient l'office de mèche émergeant du fond de la solution de continuité.

Le huitième jour les fils à ligature tombèrent; une légère traction avait été opérée, sur celui qui liait le bout supérieur de l'artère.

Le même jour, il se fit par les plaies une hémorrhagie qui fut arrêtée par la compression digitale de l'artère humérale.

Le lendemain, cette hémorrhagie se renouvelait; elle fut arrêtée encore par la même compression artérielle.

Cette complication détermina une augmentation de la suppuration.

J'enlevai, le onzième jour, les fils métalliques suturant les tendons et le nerf. La main était toujours immobilisée en flexion forcée sur l'avant-bras.

A partir du quinzième jour, il n'y eut plus aucun accident.

Je réprimai, par la pierre d'azotate d'argent, quelques bourgeons charnus exubérants, et le 3 août 1869, vingtième jour de l'accident, le malade sortait de l'Hôtel-Dieu. Sa plaie était réduite à une étroite surface couverte de bourgeons vermeils.

J'explorai de nouveau la sensibilité de la main avant le départ du malade.

L'affaiblissement de cette faculté était circonscrit à la région innervée par le cubital.

Cette région comprenait tout le petit doigt, la moitié interne de l'annulaire, la partie la plus interne du creux de la main et la portion correspondant à la région hypothénar, soit à la face palmaire, soit à la face dorsale.

Sur cette plaque anesthésiée, le lieu où les sensations étaient les plus obtuses correspondait au bord de l'hypothénar.

A mesure qu'on se rapprochait des bords de la plaque, les sensations devenaient plus nettes.

Les sensations de douleur et de température n'existaient pas ou étaient très-vagues dans la région hypothénar.

Les frottements ou autres sensations tactiles étaient, au contraire, bien appréciés, même dans cette région.

M. Paulet rapporte, dans son travail présenté à la Société de chirurgie, une observation extraite de l'ouvrage

d'Alexandre, *de Tumoribus nervorum*. Il s'agit d'une résection du nerf cubital pour une tumeur, et quelques jours
après l'opération, le mouvement et la chaleur revinrent *par
degrés* dans le doigt annulaire et, quatorze jours après, la
malade pouvait mouvoir ce doigt, mais la sensibilité manquait encore dans l'auriculaire. La sensibilité récurrente
s'est établie, comme dans le cas précédent, peu à peu et a
commencé à apparaître près des foyers d'anastomose.

OBS. XIII. — Résection du nerf cubital. Alexander. De tumoribus
nervorum.

Tumeur du volume d'un œuf de poule, située à la face inférieure et
interne du bras gauche, près de l'articulation huméro-cubitale. Le début
de la maladie remonte à six ans. Douleur excessive au plus léger contact,
sur tout le trajet du cubital. Engourdissement permanent, mais peu pro-
noncé dans les deux derniers doigts. Tous les muscles de l'avant-bras et
de la main fonctionnent à l'ordinaire et tous les doigts se meuvent li-
brement.

Reich, qui voyait le malade, appela en consultation Pfluf, Sébastien et
Brugmann ; tous s'accordèrent à dire que la tumeur avait son siége dans
le nerf cubital lui-même et que l'extirpation était le seul remède à em-
ployer. Le 8 juillet 1804, on pratiqua l'ablation de la tumeur, et, avec
elle, de quatre pouces du nerf cubital.

L'opération faite, la douleur n'avait pas cessé ; mais cependant elle
avait diminué et comme changé de caractère, tandis que, en même temps,
le sentiment, la chaleur, et le mouvement volontaire avaient prompte-
ment disparu de toute la main. Quelques heures après l'opération, la
main avait recouvré le mouvement et le sentiment, mais la face externe
de l'annulaire et le petit doigt en totalité étaient restés insensibles et n'o·
béissaient pas à la volonté.

Peu de jours après, le mouvement et la chaleur revinrent par degrés,
dans le doigt annulaire, et quatorze jours après l'opération, le malade
pouvait aussi mouvoir ce doigt ; mais la sensibilité manquait encore dans
l'auriculaire. Le 6 septembre 1804, lorsque le malade fut renvoyé guéri
de l'hôpital, elle commençait déjà à reparaître, mais n'était pas encore
tout à fait rétablie.

OBS. XIV. — Section ancienne du nerf cubital au poignet. — Persistance
de la paralysie. (Letiévant (1).

M. Letiévant rapporte à propos des sections du cubital
l'observation fort remarquable prise par lui sur un homme
de 51 ans, garçon de salle à Lyon en 1869. Dix ans auparavant, il avait été blessé au poignet par les éclats d'une bouteille qu'il portait à la main. La plaie fut profonde et sa
guérison lente. A l'époque où M. Letiévant l'examina, on
remarquait au poignet les caractères d'une section ancienne
du cubital.

La cicatrice qui reste de sa blessure, dit M. Letiévant, est située sur le
bord cubital du poignet, à 5 millimètres au-dessus du pisiforme. Elle
existait à la fois sur la région dorsale, sur le bord et sur la région palmaire du poignet. Elle a 3 centimètres de longueur, est linéaire, blanche,
souple et indolente ; en pressant sur elle, on éveille pourtant une douleur
vive à son niveau.

En excitant le nerf cubital dans sa gouttière épitrochléenne, on produit
une douleur qui se répand dans le bras et l'avant-bras, mais ne franchit
pas la cicatrice pour envahir la main.

Les muscles de la main qui dépendent du nerf cubital sont paralysés
et atrophiés. L'adducteur de la région thénar ne fonctionne plus ; au lieu
de la saillie qui lui correspond, on constate une profonde dépression. La
dépression de la région hypo-thénar indique l'atrophie de ses muscles. Le
creux de la main augmenté, bien qu'il soit traversé par le faisceau saillant
des tendons fléchisseurs ; et les dépressions intermétacarpiennes du dos de
la main annoncent la destruction des interosseux par atrophie.

La première phalange de l'auriculaire et de l'annulaire ne se fléchit
pas et les deuxième et troisième des mêmes doigts ne peuvent s'étendre.
Dans l'index et le médius, ces mouvements s'accomplissent, bien qu'avec
faiblesse.

Les mouvements d'adduction ou d'abduction des doigts sont impossibles. La main tout entière est faible.

La sensibilité est conservée, mais imparfaite sur la region innervée par
le cubital. Les sensations de température y sont obtuses ; celles de douleur beaucoup moins vives que dans les parties voisines saines. Les sensations de contact ou de frottement étaient appréciées beaucoup mieux

(1) Letiévant. Traité des sections nerveuses, 1873, p. 73.

que les précédentes, quoiqu'elles fussent loin d'être aussi complètes que dans la main du côté sain.

Cette observation confirme, pour le cubital, de la manière la plus absolue, la théorie de la sensibilité récurrente que les faits précédents nous permettaient déjà de considérer comme exacte.

CHAPITRE IV

SECTION SIMULTANÉE DE PLUSIEURS NERFS..

Je rapporte deux observations de sections simultanées de plusieurs nerfs à l'avant-bras. La première appartient à M. Letiévant, elle est relative à un traumatisme du médian et du cubital.

Obs. XV. — Section accidentelle et simultanée du médian et du cubital au bras.(Letievant) (1).

Alexandre Veltz, âgé de 24 ans, fut blessé par un éclat d'obus à la partie interne du bras droit, le 18 janvier 1871 (bataille de Montbéliard).

Appelé à lui donner les premiers soins, M. Daniel Mollière, chirurgien de l'ambulance du Bourbonnais, crut un instant qu'il serait nécessaire de pratiquer l'amputation du bras, tellement étaient grands les désordres produits par le projectile.

Au milieu des parties dilacérées, il remarqua les nerfs médian et cubital ayant chacun subi une perte de substance de plus de 5 centimètres. L'écart entre les bouts supérieurs et les bouts inférieurs correspondants restait à ce même degré, malgré ses efforts pour les rapprocher, Leur réunion par suture lui paraissait tout à fait impossible. M. Mollière s'assure de nouveau de l'identité des deux nerfs, fait un premier pansement et abandonne la plaie aux ressources de la nature.

Après un séjour de quatre semaines dans la maison d'un médecin du pays chez qui le blessé fut déposé et où il reçut les soins les plus entendus et les mieux prodigués, Veltz revint convalescent à Lyon. Quelques mois plus tard, il me fut adressé par M. D. Mollière, et je le présentai à la Société des sciences médicales (juin 1871).

La plaie était depuis longtemps cicatrisée; mais il restait une paralysie absolue des organes dépendant des nerfs réséqués, le médian et le cubital.

On aurait pu, à un examen superficiel, hésiter à croire à cette dernière infirmité, tant étaient développées sur ce sujet la motilité et la sensibilité suppléées.

(1) Traité des sections nerveuse, 1873, p. 114.

Veltz, en effet. accomplissait avec sa main droite des mouvements ort variés. Malgré la paralysie des fléchisseurs de cette main, (il pouvait prendre un chapeau et l'emporter, un verre à bière à moitié rempli et le porter à sa bouche, ou saisir d'autres objets légers.

Il remuait tous ses doigts, les fléchissant, les mettant en extension. La flexion de la main s'opérait ainsi que l'extension, son adduction comme son abduction, sa pronation de même que sa supination.

Il fallait, pour acquérir la démonstration de la paralysie des nerfs médian et cubital, se livrer à une investigation minutieuse des muscles et des mouvements de la main. Le résultat de cet examen m'a permis de tracer les caractères de la motilité et de la sensibilité suppléées après la section simultanée des deux nerfs médian et cubital.

Ainsi, chez ce malade, malgré la section de deux nerfs, la sensibilité et la motricité n'avaient pas disparu dans la main, des fibres récurrentes du radial avaient suffi pour les assurer.

Baudens a publié une observation que je reproduis, dans laquelle il s'agit d'un malade présentant, non-seulement, une section du médian et du cubital, mais une section du cutané interne et du musculo-cutané.

Obs. XVI. — Section accidentelle du médian. du cubital, du cutané interne et musculo-cutané. (Baudens.) (Rapportée par Paulet.)

Un zouave, âgé de 30 ans, reçut en duel, le 25 avril 1836, un coup de sabre qui, entré d'avant en arrière dans le creux de l'aisselle, avait divisé une portion des muscles biceps, coraco-brachial, grand pectoral, grand dorsal, l'artère axillaire, les quatre nerfs médian, cubital, cutané interne et musculo-cutané ; le nerf radial seul avait été conservé intact. L'hémorrhagie fut arrêtée par la torsion immédiate des deux bouts de l'artère et d'une collatérale. Les quatre nerfs précités furent comptés, fixés, dans une anse de fil non serrée et rapprochés des quatre extrémités nerveuses supérieures, avec la précaution de ne pas placer immédiatement le fil sur elles, mais bien dans le tissu cellulaire voisin, afin de ne provoquer ni ni spasmes, ni tétanos. La plaie fut réunie à ses deux angles par deux points de suture ; la partie moyenne laissée béante contenait la ligature des nerfs. Au bout de quarante heures, ce lien fut coupé et la plaie fut totalement réunie. La chaleur n'avait pas cessé un moment dans toute l'étendue du membre thoracique, et, après vingt-quatre heures, la sensibilité s'était tellement exaltée que la moindre pression exercée sur la main et sur les doigts était douloureuse. Cependant les jours suivants, la sensibilité devint un peu obtuse, mais pendant tout le temps que vécut le malade, on ne constata d'anesthésie cutanée sur aucun point du membre supérieur. Quant à l'état de contractilité musculaire, il n'en est pas dit un mot dans l'observation.

Le malade succomba à une hémorrhagie huit jours après son entrée, et l'autopsie fit voir que les extrémités des nerfs sectionnés n'étaient nullement réunies et qu'elles n'étaient pas même en rapport.

Dans ce cas, comme dans celui de M. Letiévant, la sensibilité était assurée par le radial.

Durant ces derniers jours, il est entré dans le service de M. Richet, à l'Hôtel-Dieu, un malade présentant une paralysie du radial et du cubital. Son observation que j'ai recueillie fournit, au point de vue de la conservation de la sensibilité, un exemple des plus remarquables.

OBS. XVII. — Paralysie du radial et du cubital consécutive à une luxation de l'épaule. (Hôtel-Dieu, 1872, service de M. Richet.) (Observation personnelle.)

Alexis B..., âgé de 60 ans, est entré le 4 octobre 1873 à la salle Sainte-Marthe.

Cette homme raconte que, le 28 avril 1873, en sortant de son atelier il a fait dans la rue une chute sur le moignon de l'épaule droite. Il ressentit une douleur très-vive et, rentré chez lui, il fit appeler un médecin qui constata une luxation de la tête de l'humérus. Le lendemain matin, on le soumit au chloroforme, et la luxation fut réduite avec facilité, d'après ce que lui ont raconté les personnes qui assistaient à l'opération. Seulement et à ce sujet, il est très-affirmatif, il constata en se réveillant qu'il lui était, comme quelques instants auparavant, impossible de redresser sa main qui malgré tous ses efforts restait toujours pendante. Cet état de choses persistant, il se rendit quelques jours après à l'hôpital Saint-Louis, et là on l'électrisa dura deux mois et on lui donna des bains sulfureux. Diverses pommades lui furent données pour se frictionner et il constata au bout de cinq semaines, ce qui jamais n'avait eu lieu encore, qu'il sentait sur la face dorsale de sa main dépourvue jusqu'alors de sensibilité.

A l'heure actuelle, 7 octobre, ce malade offre une paralysie absolue de la motricité dans les muscles extenseurs de la main. Ces muscles sont complètement atrophiés. Du côté de l'éminence thénar, on note également une dégénérescence des muscles adducteurs du pouce soumis à l'influence du cubital. Aucun trouble n'existe du côté des parties innervées par le médian, c'est donc à une paralysie du radial et du cubital que le malade doit de se trouver dans l'impossibilité de se servir de sa main.

Si l'on étudie la sensibilité on remarque qu'elle existe dans toutes les parties auxquelles ces deux nerfs envoient des rameaux. Au point de vue de tact, elle est d'une grande finesse. Ainsi le malade déclare sentir du chatouillement chaque fois que l'on vient à promener légèrement un plumasseau de charpie, soit sur la face dorsale des doigts, soit sur la face dorsale de la main. Il y a même à remarquer que cette sensibilité est plutôt exagérée que normale et cette tendance a une acuité excessive par l'influence des impressions caloriques. Cet état persiste depuis plus de six mois sans modifications.

Lorsque l'on touche les parties innervées par le radial ou par le cubital avec un corps froid, le malade accuse une vive douleur. Il semble, dit-il, qu'on le brûle.

Au point de vue des sensibilités récurrentes, nous avons à rechercher ce que ce malade présente de remarquable. En effet, au moment où il est tombé et où a eu lieu la luxation de l'épaule, il s'est produit évidemment, sous l'influence de la pression exercée par la tête de l'humérus, une contusion violente du plexus brachial. Je serais assez porté à croire qu'elle a eu lieu sur tous les nerfs qui le constituaient, mais sur chacun d'eux avec un degré différent. S'il avait été possible d'examiner le malade dès les premières heures, durant les premiers jours, et peut-être durant les premières semaines qui ont suivi son accident, on aurait noté une stupeur nerveuse de toute l'extrémité du membre supérieur. Peu à peu la sensibilité s'est rétablie dans les parties soumises au nerf médian en même temps que la motilité, car le malade dit qu'il ne pouvait faire aucun usage de sa main dans les premiers jours de sa maladie.

Quant au nerf radial, quant au nerf cubital, qui avaient été plus violemment contus, ils ont subi une altération qui a interrompu les communications nerveuses et sous l'influence de laquelle s'est déclarée l'atrophie des divers muscles que j'ai citée plus haut. Comment en présence de ce trouble nerveux grave dont la conséquence est la perte absolue de plusieurs muscles, expliquer le retour rapide de la sensibilité qui s'est fait, dit le malade, bien avant qu'il n'ait noté la diminution progressive des muscles de la face dorsale, de l'avant-bras et de la main ? Il faut admettre ou une sensibilité récurrente due à des rameaux du médian, ou une conservation des tubes nerveux sensitifs dans l'intérieur du nerf radial et du nerf cubital alors que les tubes nerveux moteurs avaient subi une altération telle que toute transmission motrice ne pouvait s'effectuer. Cette dernière supposition me paraît inadmissible, et c'est la première que l'on doit invoquer pour expliquer les phénomènes qui nous sont offerts par le malade. Si la sensibilité n'a pas existé à la face dorsale de la main dans les premiers temps qui ont suivi l'accident, on doit en rapporter la cause à l'ébranlement du nerf médian. A mesure que ce dernier a repris ses fonctions, la sensibilité récurrente a apparu à la face de la main. Quant aux troubles hyperesthésiques que l'on note à l'heure actuelle, je crois, qu'ils sont dus à une tendance au retour de la sensibilité et de la motricité par les nerfs radial et cubital. En effet, depuis quelques jours, dit le malade, sa main est moins tombante qu'elle ne l'était, il sent un peu de force dans les muscles.

Ainsi, comme dans l'observation relative au nerf radial, publiée par M. Lannelongue, nous voyons une cause traumatique abolir les fonctions de deux nerfs. La sensibilité se rétablit là où ils envoient leurs rameaux, et pourtant, à cette époque, ils ne sont pas redevenus des organes de transmission, car les muscles qui sont sous leur influence, commencent à s'atrophier et nous notons, à l'heure actuelle, leur disparition presque absolue.

CONCLUSIONS.

Nous venons de passer successivement en revue les plaies de chacun des nerfs qui donnent des branches à la main, et nous avons constaté que la lésion de l'un quelconque d'entre eux n'entraînait pas à sa suite l'abolition de la sensibilité dans les parties auxquelles il fournissait ses rameaux. Cette sensibilité est assurée par des tubes nerveux à trajet récurrent provenant des plexus terminaux, et ayant, comme origine ou le nerf même qui a été sectionné, ou un des troncs voisins qui s'anastomose avec lui. Les plaies du médian nous ont fait reconnaître que ces fibres sensitives récurrentes avaient un trajet assez étendu, puisque nous les retrouvions à trois et quatre centimètres au-dessus du poignet.

Étant démontré que lorsque l'un des nerfs de la main venait à manquer, ceux qui subsistaient assuraient, par leurs rameaux récurrents, la sensibilité, nous devions rechercher si un des nerfs de la main restant seul, ou retrouvait la perception du tact et des impressions calorifiques. Les observations de Baudens, de Letiévant, celle que j'ai recueillie dans le service de M. Richet, nous permettent de l'affirmer.

Ainsi il existe, pour la main, au point de vue du maintien de l'innervation, une disposition qui rappelle celle que l'on note pour les éléments vasculaires. De même qu'une plaie de la radiale ou de la cubitale n'entraîne pas après elle l'arrêt de la circulation dans les organes auxquels elle fournit ses rameaux, de même une section de l'un des nerfs de la main ne soustrait pas les parties auxquelles il se distribue à l'influence nerveuse.

Ainsi se trouve confirmée la théorie que M. Richet avait établie, en 1867, sur la sensibilité récurrente dans la main. A cette époque, un seul cas était connu. Depuis, ils se sont beaucoup multipliés par suite d'observations plus attentives. Et il est certain, qu'à l'heure actuelle, les investigations étant dirigées de ce côté, on reconnaîtra comme un fait général ce que pendant longtemps on a considéré à tort comme une exception. Pour moi, la théorie de la sensibilité récurrente dans la main n'existe plus, elle est passée à l'état de fait.

A. PARENT, imprimeur de la Faculté de Médecine, rue M' le-Prince, 31.